本草綱目自助餐
李時珍八大藥理筆記

許承翰，劉燁 編著

疫病期間增強免疫力的自救手冊

有病治病・沒病強身的中醫哲學

生活中無所不在的藥食同源

崧燁文化

※個人體質不同，用藥請謹遵醫囑

目錄

序言

第一章 穀物果蔬與現代生活

穀物篇

蔬菜篇

第四章 木本植物與現代生活

木篇

第五章 行蟲走獸與現代生活

蟲篇

鱗介篇

第七章 本草與飲食宜忌

相剋飲食

服藥忌食

第八章 本草與百病主治

百病主治

序言

　　《本草綱目》是中醫史上承前啟後的經典著作，是幾乎所有成名醫家共同推崇的重要的典籍，自問世以來，一直以其前無古人、後無來者之雄姿獨占中國古代藥學之鰲頭，成為中國古代藥學史上篇幅最大、內容最豐富的巨著。

　　《本草綱目》為明代著名本草學家、醫學家、中國博物學家中的「無冕之王」李時珍所撰，被譽為「天下第一藥典」。李時珍（西元一五一八年至一五九三年），字東璧，號瀕湖，湖北蘄（今湖北省蘄春縣）人。在李時珍之前，雖也有多種記載中藥藥材的書籍，但由於中國地域遼闊，一種藥材可以有多種命名，生長於不同地方的同一種藥材的效果也大有差別。混亂的命名和分類，往往造成醫療實踐上的差錯，輕者延誤治病，重者甚至害人性命。正因為此，李時珍決心在宋代唐慎微所編《證類本草》的基礎上，編寫一部完善的藥物學著作，一方面將其中錯誤的、不科學的記載更正；一方面將實踐中的新發現、新經驗充實進去，更好地治療民眾的各種疾病。

　　李時珍以畢生精力，親歷實踐，廣收博采，實地考察，對本草學進行了全面的整理總結，前後歷時二十七年，終編成《本草綱目》。全書五十二卷，約兩百萬言，收藥一千八百九十二種，附圖一千一百多幅，附方一萬一千餘首，是集中國十六世紀以前藥學成就之大成，在訓詁、語言文字、歷史、地理、植物、動物、礦物、冶金等方面也有突出成就。迄今，《本草綱目》的中文版本已超過百種，還被譯成英文、日文、法文、德文、俄文、拉丁文、朝鮮文等多種文字在國外傳播，曾被英國生物學家達爾文譽為「中國的百科全書」。

　　因《本草綱目》卷帙太宏富，分類體例太繁複，查閱使用甚為不便，尤其不便於讀者在日常生活中查看運用，為解決這一難題，而編寫了本書。書中刪繁就簡，擷取了《本草綱目》藥學之精華，選取簡易實效的藥物條例，語言簡潔明了、通俗易懂，化解了古僻字給人們閱讀帶來的難題。

　　本書還給每一味藥都匹配了一個小標題，並在眾多藥名下面特別添加簡明實用的民間小祕方，以便讀者一翻開書就能對每個藥物的主要功效一目瞭然；在原書所列宜忌的基礎上，新增了現代家居實用相剋飲食須知、服藥忌食、中藥配伍禁忌等；在百病主治的基礎上，不拘泥於原書粗略記載的小藥方，而是較系統、全面地蒐集整理出了一套常見疾病如高血壓、冠心病、高血脂、牙痛、痛風、痔瘡、便祕、貧血、頭痛、瘧疾、失眠、感冒、咳嗽、糖尿病、骨質疏鬆症等的預防、主治以及食療等，讓讀者在日常生活中即能對一些常見疾病進行自我預防及治療。

　　本書共分八章，內容涉及李時珍原著《本草綱目》的各方面，突出了李時珍的藥學成就，旁徵博引，實用性強，對中醫藥臨床、科學研究和教學工作者都具有極大的參考價值，對廣大的中藥學工作者及愛好者也大有裨益。

第一章 穀物果蔬與現代生活

在中國傳統文化中，「藥食同源」理論源遠流長。早在神農氏時期，就有此方面的探索，該理論認為許多食物同藥物一樣能防治疾病。在李時珍看來，合理地食用穀物果蔬，既可享美食之樂，又有強身健體、防病祛病之功。

穀物篇

俗話說「民以食為天」，不論在古代還是現在，穀物都是人們生活中的主食。稻米、小麥等千百年來承載了無數人的生命，有了它們，人們才能生存下去。「五穀豐登」早已成為一種幸福的象徵，人們也一直在為之努力奮鬥著。穀類既然是人們生存的基本保障，就必然有其非凡的營養價值。

【稻米】

稻米在中國已經有幾千年的歷史，在中國甚至全世界範圍內已成為主糧，養活了世界上一半的人口，可見其貢獻之大。另外，稻米在中國還形成了獨特的稻米文化。如端午節吃粽子，就是為了紀念愛國詩人屈原，表達懷念之情。

稻米味甘，性溫，無毒。稻米中含有碳水化合物、蛋白質、脂肪、纖維素，也含有人體所需的其他微量元素。食用稻米可健脾養胃，益精強志，聰耳明目。稻米可以煮粥、蒸飯食用，也可製成米線等。不同方法食用有不同價值。如米粥可以補脾、益胃、清肺。而米湯有益氣、養陽、潤燥的功能，有益於嬰兒的發育和健康，有助於消化，能促進脂肪的吸收，因此，用米湯沖奶粉對嬰兒是十分有益的。此外，中國醫學認為稻米還可通經脈，止煩、止渴、止瀉。

【小米】

小米也叫粟米，有著很高的滋補功能，中國北方婦女在生育後，就用小米加紅糖來調養身體，因此，小米粥有「代參湯」之說。小米還有多種功能，它可以釀酒、釀醋，如五糧液、山西陳醋都是小米的傑作。

小米味鹹，性微寒，無毒。小米中含有豐富的澱粉、白胺酸、蛋白質、維生素等。食用小米可防治消化不良，還可防止胃泛酸、嘔吐。小米可以滋陰養血，能使產婦得到很好的調養，幫助其恢復體力。另外小米還有清熱解渴、健胃除濕、和胃安神等功效。總之，小米是老人、病人、產婦的絕佳補品。

民間小祕方：

將小米同桂圓煮粥，再加放紅糖，空腹食用，可以治療心脾虛損、氣血不足等症，還可治療失眠健忘、驚悸。除此之外，此粥還可以補血養心，安神益智。

【薏仁】

薏仁就是薏的果實。薏仁作為解暑佳品，為人們所喜愛。

薏仁味甘，性寒，無毒。薏仁營養豐富，富含多種胺基酸和糖類，食之可以消除筋骨中的邪氣，消水腫，開胃，經常食用還可以益氣，治療風濕麻痺。將其煮粥食用，可治療肺部慢性病、積膿血，咳嗽流鼻涕、氣喘，還可以治腳氣，甚至還是理想的抗癌佳品。

民間小祕方：

1. 取鴨肉 750 克，薏仁 75 克，冬瓜 1500 克，薑茸 10 克，米酒 10 克以及適量的鹽、味精等；將薑茸泡入米酒中製成薑汁酒，再用中火燒鍋，放入鴨肉後稍微煎一下，烹薑汁酒後把鴨肉盛起；取一大煲，放入冬瓜、薏仁、陳皮，加清水後用旺火煮沸，

放入鴨肉，改用慢火熬；熟後加入精鹽、味精即可食用。食之可清熱去濕、健脾。

2. 取 500 克薏仁磨成粉，加 3 升水後大火煮，當還剩 1 升時，加少量酒飲服，可以治療肺膿腫、咳膿血等症。

【粳米】

粳米味甘，性平，無毒。主益氣，止煩、止渴、止泄痢。溫中，和胃氣，長肌肉，健壯筋骨。益腸胃，通血脈，調和五臟，益精強志。聰耳明目，輕身，使人肌膚潤澤，精力旺盛，不易衰老。

民間小祕方：

1. 取粳米熬粥且熬成乳汁狀，每次取適量餵食初生嬰兒，可以開胃助食。

2. 取黑粳米和紅豆、蓮子等一起煲粥，不但有營養、味甘美，而且還有很強的補肝益腎、豐肌潤髮的效果。

【小麥】

小麥是北方人民的主食，自古是滋養人體的重要食物。用它製成的麵包、麵條、饅頭等深受人們喜愛。

小麥味鹹，性溫，無毒。小麥中含有澱粉、蛋白質、胺基酸和維生素，食之可以除熱、止煩渴、止咽喉乾燥，利小便、補養肝氣，止漏血唾血，補心養氣，使女子易於懷孕，有心臟病的人宜常吃，煎湯服用可治淋病，熬糊吃能殺腸中蛔蟲，將陳麥煎湯服用可治虛汗。將小麥燒成灰，用油調可治水火燙傷。小麥加工成的麵粉還有很好的嫩膚、除皺、祛斑的功效。

民間小祕方：

將小麥洗乾淨，加水煮熟後將麥粒撈出取汁，再加入紅棗、粳米等量煮熟即可，食之可以健脾養胃，利小便，還可以去煩躁，止虛汗，養心安神。

【大麥】

大麥也是人類栽培的最古老的作物之一，如今，大麥多用於生產啤酒，繼續發揮它的作用。

大麥味鹹，性溫、微寒，無毒。大麥與其他作物相比，含有較高的蛋白質和胺基酸，以及豐富的維生素 B 和鐵、磷、鈣等礦物質。李時珍在《本草綱目》中說，大麥為五穀之首，使人多熱。主消渴除毒，益氣調中，滋補虛勞，強壯血脈，益於膚色，充實五臟，消化止泄。長期食用，可使人肌膚滑膩。總之，大麥是非常重要的食療保健品。

【玉米】

玉米是全世界公認的「黃金作物」，與水稻、小麥並稱世界三大農作物。在墨西哥，玉米更是被當作神品，許多菜和飲品都以玉米為原料。

玉米味甘，性平，無毒。除了含碳水化合物、蛋白質、脂肪、胡蘿蔔素外，玉米中還含有核黃素、維生素等營養物質。食用玉米可以防癌，加速致癌物質和其他毒物的排出，還可延緩衰老、降低血清膽固醇、防止皮膚病變等，對減緩動脈硬化和腦功能衰退有一定作用，而且食用玉米可以抗眼睛老化，增強記憶力。玉米中的纖維素含量很高，可防治便祕、腸炎、腸癌等。另外，玉米可以開胃，降血脂，預防高血壓和冠心病的發作。對女士來說，玉米還可使皮膚細嫩光滑，延緩皺紋產生，造成美容作用。

【燕麥】

燕麥味甘，性平，無毒。燕麥也叫雀麥，在中國已有兩千多年的歷史，營養豐富，深受百姓喜愛。燕麥中含澱粉、蛋白質、脂肪、胺基酸，脂肪酸含量也相當高，此外，還含有多種維生素及鈣、鐵、磷等，食用燕麥可以補益脾胃，滑腸催產，止虛汗、出血，經常食用，還可降血脂、降血壓。

【蕎麥】

蕎麥味甘，性平，無毒。蕎麥中含有豐富的膳食纖維、賴胺酸、鐵、錳、鋅等微量元素，有很好的營養保健作用，食之可健脾益氣，開胃寬腸，消食化滯。蕎麥還可降低人體血脂和膽固醇、軟化血管、保護視力和預防腦血管出血。除上述功用外，它還能促進機體新陳代謝，增強解毒功能，有擴張血管、降低血清膽固醇的作用。蕎麥的某些成分還有抗菌、消炎、止咳、平喘、祛痰的作用，因此，蕎麥有「消炎糧食」之稱。

將蕎麥炒焦熱水沖服，可以治療絞腸痧。另外，蕎麥葉做菜吃，能降氣，聰耳明目。

民間小祕方：

1. 用蕎麥粉反覆敷塗可以治療痘瘡潰爛。

2. 將苦蕎麥皮、黑豆皮、綠豆皮等做枕芯，可以健腦明目，促進睡眠。

【大豆】

大豆味甘，性平，無毒。大豆是現有農作物中蛋白質含量最高、質量最好的作物，除了大量蛋白質，大豆中還含有胡蘿蔔素、硫銨素等人體所必需也最容易吸收的營養素，以及人體所必需的各種礦物質。食用大豆及其製品，可以降血壓、緩解血糖上升，促進膽固醇分解，增強免疫力、減肥。還可預

防和治療骨質疏鬆症、更年期症候群，對愛滋病毒有一定抑制作用。此外，大豆可提高大腦活力、增強記憶力、延緩衰老，使皮膚美白細嫩，造成美容作用。將大豆研碎後，塗在瘡腫處，有一定療效，將其煮成汁喝，能除邪毒並能治水腫。把大豆炒黑再放入酒中飲用，能治癱瘓、口吃及產後傷風頭痛。

大豆皮可以治療痘瘡和眼睛昏暗視物不清，嚼爛後敷塗小兒痘瘡，可很快治癒。

【紅豆】

紅豆自古就是寄情之物，詩人還曾以「紅豆生南國，春來發幾枝。願君多採擷，此物最相思」來表達情感。因此，紅豆也有「相思子」、「相思豆」的雅稱。

紅豆味甘，無毒。紅豆雖小，卻有很高的營養價值。

紅豆食之可滋養身體，健脾養胃。《本草綱目》記載紅豆能避瘟疫，治難產，下胞衣、通乳汁，和鯉魚、鯽魚、黃母雞煮食可利水消腫。此外，它還可以消渴，止瀉痢，利小便，除脹及排除癰腫和膿血。但是，常吃會使人虛弱，令人枯痛。需注意的是，紅豆不能同醃製的魚一起吃。

紅豆全身都是寶。它的葉可去煩熱，止尿頻。煮食，可明目輕身，使人肌膚潤澤，精力旺盛，不易衰老。它的芽作用也很大，可防止漏胎和房事傷胎。

【綠豆】

綠豆也叫青小豆，是傳統豆類食物。綠豆不但能食用，還具有很大的藥用價值，被稱為「濟世之神谷」。炎炎夏日，綠豆湯自古是百姓的至愛，有人還曾作詩「綠珠汩汩沁心脾，宛如青城響雪施。喜煞醉翁開倦眼，煩渴立去撫征騎」。可見其奇妙至極。

綠豆味甘，性寒，無毒。綠豆含蛋白質、脂肪及人體所需的多種胺基酸、維生素和鈣、鐵、磷等礦物質，食之可清暑益氣、止渴利尿，不僅能補充水分，還能補充礦物質。綠豆還有解毒作用。經常食用綠豆可以補充營養，增強體力。綠豆還能防止酸中毒，並能生髮，使骨骼和牙齒堅硬、幫助血液凝固。

綠豆粉能清熱，補益元氣，解酒，治瘡腫，療燙傷。

綠豆皮清熱解毒，退眼內白翳。

綠豆莢可有效治癒血痢。

綠豆芽可解酒毒和熱毒。

綠豆葉絞出的汁與醋隔水燉熱可治上吐下瀉。

民間小祕方：

1. 取綠豆 90 克，鴨肉 100 克，甘草 20 克，適量鹽；將甘草潤透洗淨後切成片，將綠豆、鴨肉洗淨後切塊；把鴨肉、綠豆、甘草放入鍋中加水燉；五十分鐘後加放調味料，即可食用。食之可以清熱解毒，平肝利水。

2. 將綠豆粉蒸成糕取皮食用可以解酒。

3. 將綠豆粉炒成黑色，用醋調和敷在腫塊上，可治療腫毒初發。

【四季豆】

四季豆也叫刀豆、它味道鮮美，營養豐富，可煮可燉，可製作糕點、豆餡、甜湯等，深受人們喜愛。

四季豆味甘，性平，無毒。四季豆中含有大量蛋白質、胺基酸、維生素，還含有一定量的鈣、鐵等。食用四季豆可提高人體自身免疫能力，增強抗病能力，對腫瘤的發展有抑制作用。四季豆還適合於心臟病、動脈硬化、高血

脂患者食用，吃四季豆對皮膚、頭髮大有好處，可以促進肌膚的新陳代謝，促進機體排毒，令肌膚常保青春。因此，四季豆是一種滋補食療佳品。

民間小祕方：

將四季豆、稻米淘洗乾淨。四季豆用清水浸泡一小時，倒入鍋中加水煮開，之後用小火燜，等到四季豆開花後倒入稻米，同煮二十分鐘，將豆飯撈出上屜蒸分鐘即可，食之可治糖尿病。

【蠶豆】

蠶豆味甘，性平，無毒。蠶豆中蛋白質含量很高，僅次於大豆。此外，蠶豆中的鈣、磷、鐵及維生素含量也相當可觀。食用蠶豆有增強記憶力和健腦作用，而且還可延緩動脈硬化，促進腸蠕動。此外，蠶豆還能益氣健脾，利濕消腫，止血解毒。現代醫學證明蠶豆也是抗癌食品之一，可以預防腸癌。

【高粱】

高粱味甘，性溫，無毒。被稱為「五穀之精」的高粱不僅是釀酒的重要原料，還有很高的藥用價值。因其性溫，有和胃健脾、涼血、解毒、止瀉的功效，可用來防治積食、消化不良、溫熱下痢和小便不利等多種疾病。

民間小祕方：

將高粱米加蔥、鹽、羊肉湯，煮成粥食用，能治療陽虛盜汗。

【芝麻】

芝麻味甘，性平，無毒。芝麻中含有多種營養成分，尤其含有豐富的蛋白質、脂肪及微量元素。其中鈣的含量極高。因此芝麻的食療作用相當顯著，食之可養血，補血，抗衰老，而且還有增強記憶力、生髮烏髮、美容潤膚的

作用。據《本草綱目》記載，芝麻是一種很重要的滋養強壯藥，具有補血生津、潤腸養髮等功效。

芝麻中的黑芝麻有顯著醫療保健作用，黑芝麻有延緩衰老、滋潤五臟、強健筋骨等作用。食之可治療肺陽虛火乾咳、皮膚乾燥、胃腸陰虛所致的便祕、產後陰血不足所致的乳少，還可以使減肥者粗糙的皮膚得到改善。

民間小祕方：

1. 將黑芝麻用溫水拌勻，放入鍋中蒸，待蒸氣冒起後，停止加熱，取出後晒乾，重複幾次後，研成細末，用溫水調服，可以美容養顏。

2. 取半湯匙黑芝麻，細嚼後吞下，每日三～五次，連用七天，可有效治療鼻出血。

3. 將黑芝麻晒乾後炒熟研碎，再和粳米煮成粥食用，可補肝腎、潤五臟，還可治身體虛弱、頭暈目眩、大便乾燥、貧血等。

【番薯】

番薯味甘，性溫，無毒。番薯是海南「稻米」，海南人飲食離不開番薯。番薯中含有大量糖、蛋白質及各種維生素、礦物質，具有很高的營養價值。據《本草綱目》記載，番薯有降脂抗衰老之效。而且最新研究證明，番薯中的脫氫雄固酮有抗癌作用。同時，番薯還可保持血管彈性，預防動脈粥狀硬化。此外，番薯可治療痢疾，還有催乳的功效。番薯嫩葉可以解毒，消瘡腫，還可以減輕疲勞、提高人體免疫力，對人體非常有益。

【扁豆】

扁豆味甘，性溫，無毒。扁豆中含有多種維生素和礦物質，常食可健脾強胃，增進食慾，消除暑熱，止乾渴，暖脾胃，除濕熱。扁豆研末和醋一起

服下，可治霍亂、腹瀉不止。扁豆還可使人體內風氣通行，治女子白帶過多，解酒毒、河豚魚之毒，補五臟，止嘔吐。長期服食，可使頭髮不白。李時珍說，扁豆可解一切草木之毒。

隨著時間的推移、醫學的進步，人們對扁豆的了解逐漸加深，扁豆中含有一種叫「皂素」的成分。扁豆越老，皂素就越多。這種皂素在高溫下會被破壞。若在烹調時沒有熟透，就會使人中毒。一般而言，中毒發生在進食後一～五小時內，快者數分鐘，出現頭痛、頭暈、噁心、嘔吐、腹痛及腹瀉。病程一～二天。輕度中毒不必治療，可自行恢復；吐瀉嚴重時可靜滴葡萄糖鹽水和維生素 C，促進皂素排泄。專家提醒，盡可能食用嫩扁豆，食用前摘淨扁豆的兩端及莢絲（這些部位所含皂素最多），烹調扁豆時應使其熟透。

扁豆花研成末，同米煮熟食用，可治女子月經失調及白帶過多。將花做餛飩餡吃，可治痢疾。

扁豆葉可治癒霍亂、嘔吐不止、嘔吐瀉下後抽筋等症。只要將一把扁豆葉搗爛，加入少許醋絞出汁液內服即可。此外，將扁豆葉澆醋炙後研末服用，可治結石；將扁豆葉杵爛敷在被蛇咬傷的地方，可解蛇毒。

民間小祕方：

1. 生扁豆 15 克，紅棗 10 枚，水煎服。可補脾虛、養肺氣，治療百日咳。

2. 生扁豆 50 克，白糖 20 克，煮熟食用，每日一次。可健脾燥濕，治婦女白帶。

蔬菜篇

隨著社會的發展，人們不再滿足於原來的吃飽，而是要吃好，營養也要全面。因此，在實施「米袋子」工程的同時，「菜籃子」工程也有聲有色地實施起來，各種綠色蔬菜湧入了人們的視野，品種繁多，令人眼花繚亂。那

麼，究竟哪些蔬菜富含人體不可或缺的維生素和鈣、鐵、鋅等微量元素呢？大部分人不得而知。

【白菜】

白菜古時也叫菘，有「菜中之王」的美名，在中國北方，白菜是餐桌上必不可少的，故有「冬日白菜美如筍」之說，古人還用很多詩來讚美它，如「白菘類羔豚，冒土出熊蹯」等。

白菜味甘，性溫，無毒。白菜中含有豐富的維生素 C 和維生素 E，食之可造成很好的護膚養顏效果，而且對預防乳腺癌有一定作用。白菜還能潤腸排毒，養胃利腸，除煩解渴，利尿通便，因此，民間常說，魚生火，肉生痰，白四季豆腐保平安。

民間小祕方：

1. 將白菜的嫩心洗淨後用開水燙一下，拌上少量麻油食用，可以醒酒。

2. 取一個白菜根莖頭，30 克綠豆芽，加適量清水煎煮十五分鐘，喝湯，每日飲兩～三次，可治療風熱頭痛、身熱口乾等。

【韭菜】

韭菜在東亞有「春菜第一美食」之稱，在百物蕭條的早春，民間有「黃韭試春盤」之說，當然這裡的韭菜就是常說的韭黃，其味極佳，深受人們的喜愛。

韭菜味辛，性溫，無毒。生活中韭菜入菜既可為主，也可作配。作用廣泛自然有其道理。韭菜營養豐富，含有大量的鈣、磷、胡蘿蔔素和維生素。食之可以補虛，造成壯陽補精、補肝益腎的效果。而且食之還可增強脾胃之氣、降低血脂，增進食慾。韭菜還可解藥毒、狂犬咬毒，外塗治各種蛇、蟲毒，

生搗汁服，可治胸痺骨痛。此外，韭菜還防治吐血唾血、衄血尿血、婦人經脈逆行、跌打傷損及噎嗝病。飲生汁治上氣喘息，解腐肉毒。氣燻治婦人產後血暈。煎水洗治腸痔脫肛。另外，食之還有抗癌功效。

韭菜花食後動風。

韭菜根可治各種癬症。

韭菜籽可治小便失禁、尿頻，及婦女白帶過多。另外還可治夢中遺精、便血。可暖和腰膝，補肝臟及命門。將韭菜籽研成末，加入白糖可治腹瀉。摻入紅糖可治便血，用陳米湯送服，有奇效。

民間小祕方：

1. 在半杯奶中加放少許韭菜、薑汁，可治療噁心嘔吐等症。

2. 將韭菜和羊肝一起放入鐵鍋，旺火炒後食用，可以治療陽萎、盜汗、女子月經失調等。

【油菜】

油菜作為餐桌上的家常菜，吃起來鮮脆爽滑，深受人們喜愛。

油菜味辛，性溫，無毒。油菜中含豐富的鈣、鐵和維生素 C，胡蘿蔔素含量也相當可觀，食用油菜可以促進血液循環、散血消腫，孕婦產後的瘀血腹痛、丹毒、膿瘡腫痛可透過食用油菜來輔助治療，最新發現油菜可降低胰腺癌發病的危險，此外，油菜還含有促進眼視紫質合成的物質，造成明目作用。愛美人士吃油菜可以造成美容的功效。

油菜籽味辛，性溫，無毒。體積雖小但作用很大，李時珍言其可行滯血，破寒氣，消腫結，治難產，治產後心腹部各種疾病、赤丹熱腫、金瘡血痔等。更神奇的是，它還可治男子夢中遺精。用油菜籽炸的油敷頭，會讓頭髮烏黑。

取 150 克油菜，洗淨後切成小段，放入鍋中煸炒，之後放入調味料盛起裝碗；把 100 克粳米洗淨後，放入鍋中煮沸，然後用小火煮熟，再把炒好的油菜放入即可。食之可抗衰老，還有健美減肥的功效。

【芹菜】

芹菜味甘，性平，無毒。芹菜中含豐富的蛋白質、脂肪、碳水化合物、纖維素、維生素、礦物質等，尤其是鐵、鉀、鈣等含量遠高於其他蔬菜。因此，食用芹菜是治療缺鐵性貧血、高血壓及其併發症的首選，而且對血管硬化、神經衰弱患者也有一定輔助作用。經常吃芹菜可防治中風，還可以降血糖，促進排便。醫學家經常用芹菜治療浮腫，解除病人的痛苦。因為芹菜為常見蔬菜，既可熱炒，又可涼拌，再加上其非凡的藥用價值，備受人們歡迎。

另外，將芹菜搗碎所得汁液，可用來去除暑熱，治結石。飲用此汁後，小兒可以去除暴熱，大人可治酒後鼻塞及身體發熱，也可用來去頭中風熱，此外，還能利口齒，滋潤大小腸。

民間小祕方：

1. 將新鮮芹菜搗爛取汁，每日飲用三湯匙，每日三次，對治療高血壓有很好的功效。
2. 將搗爛後的汁液加蜂蜜燉服，可清熱解毒，養肝，對治療肝炎也有一定功效。

【蘿蔔】

俗話說「冬吃蘿蔔夏吃薑，一年四季保健康」，這道出了蘿蔔的保健功用。清脆爽口的蘿蔔早已是百姓的最愛。它雖價格低廉，但營養價值卻很高。

蘿蔔根葉味辛，性溫，無毒。將生根搗爛後，取汁喝，清涼解渴，利關節；美容養顏，利五臟，使身體感覺輕鬆爽快。做成丸劑散服可下氣，消食和中，去痰癖，使人健壯。蘿蔔還可消痰止咳，治肺痿、吐血。

生吃蘿蔔，止渴寬中。煮熟再吃，可化痰消胃腸積滯。將根葉研成末可治各種淋病。其汁液治腳氣，防失音。生蘿蔔搗爛塗在燒傷、燙傷處，可很快痊癒。

【胡蘿蔔】

胡蘿蔔味甘，性溫，無毒。胡蘿蔔是中國從伊朗引進的。胡蘿蔔中含有豐富的礦物質及大量的胡蘿蔔素，食用胡蘿蔔可防治夜盲症、肺病、乾眼病，還能降低血糖，因此，胡蘿蔔成為了糖尿病患者的佳蔬良藥。另外，吃胡蘿蔔對治療高血壓、腎臟病有一定療效，還可以增強人體免疫功能，對防病健身很有好處。胡蘿蔔還有美容功效，食之可滋潤皮膚，使毛髮光潤。最新發現，胡蘿蔔中有抗癌成分，對廣大癌症患者是一大喜訊。除上述外，胡蘿蔔還可增強記憶力。

民間小祕方：

1. 常飲壓榨胡蘿蔔所得汁液，可防治高血壓。

2. 把胡蘿蔔切碎後，與粳米一起燉成粥，食之可以強胃健脾，下氣化滯、明目，還可治療高血壓及消化不良等症。

【芥菜】

芥菜味辛，性溫，無毒。芥菜中含有豐富的蛋白質、糖類、鈣、磷、鐵及一定量的胡蘿蔔素、維生素。食之可治療咳嗽痰多、胸膈滿悶等症狀，還有溫中利氣、開胃助食、解乏、祛痰、潤燥等功效。外用可以消腫止痛。另外，

食用芥菜可以發汗，因此，在感冒時加藥同煮，可以緩解感冒的症狀。夏日喝芥菜湯，可以消除體內積熱。

芥菜籽可以促進氣血循環，祛痰利肺、緩解腹痛。將芥菜籽與蘿蔔籽、橘皮、甘草煎水可治支氣管炎。

【菠菜】

菠菜又叫赤根菜，因其形狀可愛，在古代中國有「紅嘴綠鸚哥」之稱。菠菜營養豐富，是蔬菜中的佼佼者。

菠菜味甘，性冷，無毒。菠菜營養極為豐富，是阿拉伯的「蔬菜之王」。菠菜中不僅含有大量胡蘿蔔素和鐵，還含有豐富的鉀和維生素。因此，吃菠菜可以改善缺鐵性貧血，使人臉色紅潤、光彩照人。菠菜中的某些成分能保持血糖穩定，防止口角炎、夜盲症等維生素缺乏症發生。食用菠菜還能抗衰老，防止大腦的老化，保護視力。

【生菜】

生菜，顧名思義，就是適於生食的菜。它質地脆嫩，口感鮮滑清香。

生菜味甘，性溫，無毒。生菜極富營養，含有胡蘿蔔素、維生素 B、維生素 C、維生素 E 以及鈣、磷、鉀、鈉等。食用生菜可清肝利膽養胃，還可以消耗多餘脂肪。生菜還有鎮痛催眠、降低膽固醇、治療神經衰弱等功效，生菜中的某些成分，有利尿和促進血液循環、清熱爽神的功效。生菜除上述功效外，還有清除腸內和血液中的垃圾的功效。醫學研究表明，生菜對肝癌、胃癌等有一定的抑制作用。

【苜蓿】

苜蓿產量高，營養價值可與動物蛋白相比。因而，苜蓿有「植物牛肉」的美稱。

苜蓿味苦，性平，無毒。苜蓿中不僅含有人體所必需的胺基酸，還含有大量的微量元素。食用苜蓿對夜盲症、皮膚血管炎、硬皮症等有防治作用，還可防止記憶力減退並能延緩衰老。苜蓿還可以促進骨骼、體格和智力發育，維護正常的消化功能。除此之外，苜蓿還有凝血和抗壞血病、阻止及減少腸道癌變的功效。

將苜蓿根搗碎後取汁服一升，可以治療酒精中毒、眼下發黃、小便呈黃色，並可以治結石引起的疼痛。但應注意苜蓿不可和蜂蜜同食，否則會導致腹瀉。

【馬齒莧】

馬齒莧味酸，性寒，無毒。馬齒莧因其營養價值高，在民間有「長壽菜」之稱。作為野菜佳蔬，它可治痢疾及腹部疼痛，保持頭髮長年不白。將馬齒莧搗碎後可治腫瘻疣結。它還能消除腹部包塊，止渴，增強腸道功能，治女人赤白帶。飲用馬齒莧汁水，可以治反胃和各種淋症，可破除局部瘀血，止金瘡流血。將馬齒莧燒成灰加入陳醋浸泡，對消腫有奇效。此外，馬齒莧還有散血消腫的作用，它利血消腫，利胸滑胎，解毒通淋，可治產後虛汗。

馬齒莧籽可使眼睛明亮，能聰耳輕身，使肌膚潤澤，使人精力旺盛、不易衰老。

民間小祕方：

1. 用水煎馬齒莧，飲之可以清熱解毒，殺菌消腫，對治療腹瀉痢疾有一定療效。

2. 把洗淨的馬齒莧剪碎，加水煮半小時，再加入粳米煮成粥。食之可以治療腸炎和痢疾，對治療腹痛腹瀉也有很好的療效。

【薺菜】

薺菜味甘，性溫，無毒。薺菜中含有豐富的營養物質，如蛋白質、碳水化合物、鈣、鐵、核黃素等，吃薺菜有益於清肝和中，且對五臟十分有益。食之還有明目清涼、解熱治痢疾的功效，此外，還可以利尿。

薺菜根可使人肌膚潤澤、精力旺盛、不易衰老，而且還可聰耳明目。

薺菜實可治腹部脹痛，袪除風毒邪氣，治療眼內積塵、白翳，解熱毒，它還可使眼睛明亮，治眼痛、青光眼，同時可以滋補五臟不足。

薺菜花可治慢性腹瀉，把花研成末，用棗湯送服即可。

民間小祕方：

用開水把切好的豆腐丁燙一下，撈出後盛在盤內；把薺菜用熱水焯後切成末，撒在豆腐上，加精鹽、味精等調拌均勻後即可食用，可以利濕通淋、涼肝止血。

【苦菜】

苦菜味苦，性寒，無毒。雖然苦菜性寒，但對人有益。久食苦菜可治腹瀉及惡瘡疾病。苦菜能清熱解毒、調節十二經脈，治霍亂後胃氣煩脹。苦菜還可治五臟邪氣、厭食胃痛。經常服用能安心益氣，使人精神飽滿、身輕耐老及耐饑渴寒冷。將苦菜搗碎後取汁飲用，可清除面目和舌頭下的濕熱。除此之外，苦菜還能使人耳聰目明、肌膚潤澤、精力旺盛、不易衰老。

苦菜根可治血淋，利於小便的排泄。將根煮汁服用可以治療赤痢、白痢和骨結核。

苦菜花籽味甘，性平，無毒。可以安心定神，防止中暑。

萵筍又叫萵苣，萵筍色澤淡綠，口感鮮嫩，看上去如同碧玉，製作菜餚既可葷又可素，可涼可熱，口感爽脆，營養價值非常高，是一種食療佳品。

【萵筍】

萵筍味苦，性冷，微毒。萵筍中含大量的磺、氟，也含有豐富的胡蘿蔔素、維生素。食用萵筍能改善消化系統和肝臟功能，還可以促進食慾，有助於抵禦風濕性疾病和痛風。萵筍中的某些成分可利尿，並且對高血壓、心臟病患者十分有益。食用萵筍具有鎮靜功效，有助於消除緊張，幫助睡眠，促進牙和骨的生長。萵筍還可強筋壯骨，去除口臭，使牙齒變白，聰耳明目，催乳汁，解蟲毒和蛇咬之毒。但是經常食用，會令眼睛模糊不清。

民間小祕方：

把萵筍去皮洗淨後，切成絲狀，加放適量調味料攪拌均勻食之，可健脾利尿、健美減肥。

【竹筍】

各種竹筍味甘，性寒，無毒。可利膈下氣，清熱消痰，爽口開胃，經常吃可消渴、利尿、益氣。

苦竹筍味苦，性寒。苦竹筍味道雖苦，但作用很大，可解心煩、益氣力、利尿、下氣化痰。還可祛除面目及舌上熱黃、消渴、聰耳明目、輕身、使人肌膚潤澤、精力旺盛、不易衰老，解酒毒、除熱氣，使人健康。

冬筍味甘，性寒。可以解毒，治小兒痘疹不出。

民間小祕方：

1. 把鮮竹筍脫皮切片，和粳米煮成粥，食之可清肺除熱，兼能利濕，還可治療糖尿病。

2. 用水煎適量竹筍，飲之可解酒。

【茄子】

茄子味甘，性寒，無毒。茄子也是人們非常喜愛的蔬菜，食用起來美味可口。茄子還具有特殊的藥用價值。據《本草綱目》記載，常吃茄子，可散血止痛，消腫寬腸。但長期受寒的人不能多吃，否則會損傷元氣、發瘡。吃茄子可治寒熱、五臟勞損，預防瘟病。加醋磨碎外塗可消腫毒。

茄蒂也有藥效，將生茄蒂切後，可用來擦癜風和敷口舌瘡。

茄子花可治金屬銳器所致的瘡傷和牙痛。

茄子根及枯莖葉可消腫，治血淋下血、血痢、子宮脫垂以及齒痛、口腔潰瘍。

民間小祕方：

將茄子切開後擦拭患部，可治療蜈蚣咬傷和蜂蜇。

【蕨菜】

蕨菜味甘，性寒，無毒。蕨菜歷史悠久，可追溯到兩億多年前的古生代，是當之無愧的「山菜之王」。

蕨菜的營養和藥用價值很高，具有清熱益氣、利濕利尿、滑腸養陰的功效。它還可用於治療腸風熱毒、筋骨疼痛、高熱神昏、小便不利、婦女濕熱帶下、大便祕結或習慣性便祕等。除此之外，還可通經絡，補五臟不足。

蕨根也有藥用價值，將蕨根燒成灰和油調勻外敷，可治蛇咬之傷。

【黃瓜】

黃瓜含水分多，具有食療價值，既算水果也是蔬菜。夏日裡，人們

酷暑難耐，黃瓜也就成為百姓餐桌上的主角，其清脆爽口讓人愛不釋手。

黃瓜味甘，性寒，有小毒。黃瓜中含有豐富的鉀、鐵、磷和胡蘿蔔素、維生素 C。食用黃瓜可加速排泄和降低膽固醇，還可利尿，去掉體內過多的水分和有害物質。另外，黃瓜能清熱解渴、降血脂、降血壓。黃瓜中的微量元素等還有降血糖、抗癌的功效。食用新鮮的黃瓜可以造成減肥效果。將黃瓜貼在皮膚上可有效防止皮膚老化、減少皺紋的產生、清潔和保護皮膚，因此，黃瓜有「廚房裡的美容劑」之稱。

民間小祕方：

用黃瓜汁擦臉、洗手，可以舒展皺紋、潤膚、除斑，使皮膚細嫩。

【絲瓜】

絲瓜味甘，性平，無毒。絲瓜味美可口，與肉烹食味道也不錯。絲瓜老枯後仍有很高的價值。將枯絲瓜燒成灰，加硃砂研末，同蜜水調服，可治癒痘瘡不出。枯絲瓜灰還可去風化痰、止血解毒、殺蟲、通經絡、行血脈、下乳汁，治大小便帶血、痔漏、血氣作痛，能暖胃補陽、固氣和胎。

絲瓜籽味苦，性寒，有毒。絲瓜籽雖小卻能除煩止渴，治心熱，利尿，調心肺。它還能治泌尿道結石和四肢浮腫下水。但要注意的是，患腳氣、虛脹和冷氣的人忌食，否則病情加重。

絲瓜葉可治癬瘡，將葉在癬瘡處頻頻揉搓即可。同時還可治癰疽疔腫。

絲瓜藤根殺蟲解毒，主治蟲牙和鼻塞膿濁滴出。

【苦瓜】

苦瓜也叫涼瓜，炎炎夏日，人們常食之來消暑。苦瓜，顧名思義，味道極苦，但是，用苦瓜做菜不會將苦味傳給其他配料，所以，苦瓜有「君子菜」的美名。

苦瓜味苦，性寒，無毒。苦瓜營養豐富，食之可清熱解暑、聰耳明目，對糖尿病也有一定療效。苦瓜之所以苦，是因為它具有苦味成分奎寧，這種物質可造成消熱的作用。將苦瓜涼拌食用可造成明顯的減肥效果，用苦瓜煮水擦洗可清熱止癢祛痱。經常食用苦瓜，可使人肌膚潤澤、精力旺盛、不易衰老。

苦瓜籽味苦，無毒。據《本草綱目》記載，可益氣壯陽。

民間小祕方：

1. 將苦瓜製成乾粉或炒食可治療糖尿病。

2. 把苦瓜切碎後與綠茶加水煎服，可以預防中暑。

【冬瓜】

冬瓜味甘，性溫，無毒。冬瓜果肉鮮美，食用方法很多。食用冬瓜，可消熱毒癰腫。將冬瓜切成片磨擦痱子，治療效果很好。冬瓜還可治小腹水脹，利小便，止渴，能益氣耐老，除心胸脹滿，去塵面熱，利大小腸，壓丹石毒。將冬瓜搗成汁服，可消渴止煩並能解毒。冬瓜熱吃味佳，冷吃會使人消瘦。因為它能下氣，煮食可以養五臟。多吃冬瓜還可使人體瘦輕健。但久病陰虛的人忌吃冬瓜。

其瓜練（瓤）味甘，性平，無毒。吃後可使人益氣不饑，臉色悅澤。久服，能輕身耐老，並能除煩悶不樂，還可治腸內結塊。可用來作面脂，去皮膚黑斑，潤肌膚。

其瓜皮研成乾末塗抹，可治傷折損痛。

其葉可治糖尿病和尿崩症引起的口渴及瘧疾寒熱。能治腫毒，殺蜂、療蜂叮。將瓜葉焙乾研末，可治多年惡瘡。

其藤煎湯，可洗黑斑及瘡疥。將藤搗成汁服，可解木耳毒。煎水，洗脫肛。

> ### 民間小祕方：

1. 用冬瓜瓤煎湯洗浴，對皮膚有很好的保養作用。

2. 把冬瓜與鯉魚同燉，食之可以補虛消腫。

3. 把紅豆、薏仁用水洗乾淨後放入鍋中蒸，一段時間後，放入糯米、
   冬瓜籽等，加水煮熟，撒上黃瓜丁即可，食之可健脾利水。

【南瓜】

南瓜味甘，性溫，無毒。南瓜營養豐富，含有多種糖類、維生素、蛋白質及豐富的礦物質和微量元素。食用南瓜對維持肌體健康有極其重要的作用。南瓜可以預防中老年人骨質疏鬆症和防治高血壓。《本草綱目》中記載，南瓜和靈芝同食，有補中、補肝氣、益心氣、益肺氣、益精氣的作用。此外，南瓜還具有多種食療保健作用，它可以降血糖、血脂，防治癌症。但是不能多食，否則會引發腳氣。也不能同羊肉一起食用，否則令人氣壅。

南瓜籽能提高腦功能，改善大腦血循環，還有預防肥胖、治療慢性骨髓炎、治療喘病、保胎、催奶等作用。

> ### 民間小祕方：

1. 南瓜花和豬肝同煮食用，對治療夜盲症有一定療效。

2. 將鮮南瓜加水煮後食用，不限療程，對治療糖尿病有一定功效。

3. 南瓜籽炒食可治療前列腺肥大。

4. 把南瓜瓤搗爛後，涼抹火燙傷處，可很快治癒。

【魚腥草】

魚腥草又名蕺菜，是貴州的一大野菜。魚腥草營養豐富，含有豐富的蛋白質、脂肪、碳水化合物及月桂油烯。

魚腥草味辛，性溫，有小毒。因營養價值高，而成為野菜中的佳品。它能散熱毒腫痛、治療痛瘡脫肛、瘧疾、尿瘡等症。把它放在淡竹筒裡煨熟，然後搗爛用於敷惡瘡、白禿，有一定療效。它還有清熱解毒、利水消腫、滋補強身之功效。可促進毛髮生長，使白髮轉黑。最新研究發現，食用魚腥草，可以調節血壓，使微血管暢通，預防腦壞死和動脈硬化，對治療扁桃腺炎、慢性支氣管炎也有一定的功效。此外，魚腥草還有防治癌症的作用。

魚腥草雖好，但不宜多吃，多吃令人氣喘，對腳不利，平時腳有病的人應忌食。

民間小祕方：

1. 把洗淨的魚腥草在沸水中略焯後撈出，加鹽醃漬留用；把萵筍洗淨後切絲，加食鹽醃漬待用；把蔥薑蒜切末，最後把待用的萵筍絲、魚腥草等加調味料調勻後即可食用，可治療急性支氣管炎。

2. 把魚腥草煎成濃湯，加白糖煮沸後飲用，可以治療鼻炎。

【芋頭】

芋頭味辛，性平，有小毒。不論生食還是熟吃，芋頭都美味可口，肉質鮮嫩。吃芋頭可以破瘀血，去死肌。產婦吃了芋頭，可以破血；飲芋頭湯，可止血、止渴，還可寬腸胃，養肌膚，滑中。吃冷芋頭，可療煩熱，止渴，令人膚白，開胃，通腸。和魚煮食，能下氣，調中補虛。紫色的芋頭吃了破氣。煮湯飲，止渴。

其莖、葉味辛，性冷，無毒。莖葉可以除煩止瀉，療妊娠心煩迷悶、胎動不安。

其梗用來擦蜂刺毒特別有效。

其汁可治蜘蛛咬傷。

> **民間小祕方：**

1. 把芋頭、糯米煮成粥，放些白糖食用，可以滋補人體，還能治療淋巴結病變。

2. 用煮芋頭的湯洗白色襯衫，會使襯衫越發潔白。

【馬鈴薯】

馬鈴薯它看似平凡，卻有非凡作用，在歷史上，它曾救了成千上萬人的性命，也獲得了「地下蘋果」、「第二麵包」等稱號。

馬鈴薯味甘，性寒，有小毒。馬鈴薯是低熱能高蛋白、含有多種維生素和微量元素的食品，食之可和胃調中、益氣健脾、強身益腎、消炎、活血消腫，可輔助治療消化不良、習慣性便祕、神經乏力、慢性胃炎、皮膚濕疹等症。因此，馬鈴薯是人們的優質良藥及保健食品。

> **民間小祕方：**

把馬鈴薯搗爛後煮成汁，煮沸停火，每次一杯，每日兩次，飲之可以補氣、健脾、消炎。

【山藥】

山藥又叫山藥，味甘，性溫，無毒。山藥雖貌不美，但味佳，所以有「秋夜漸長饑作祟，一杯山藥進瓊糜」之類的詩句來讚美它。久食山藥可使人耳聰目明，身輕不饑，延年益壽。還可治頭暈目眩、頭面遊風，下氣，止腰痛，治虛勞瘦弱，充五臟，除煩熱，補五勞七傷，去寒補氣，鎮心安神。還可強筋骨，治健忘，除寒熱邪氣，補脾胃，益氣力，長肌肉，強陰。李時珍言其可益腎氣，健脾胃，止瀉痢，化痰涎。生山藥搗爛能消散腫毒。

民間小祕方：

用山藥與稻米煮成粥食用，對糖尿病有輔助療效。

【百合】

百合在民間有「百年好合」之意，是吉祥的象徵。

百合根味甘，性平，無毒。食之可安心定神益志，養五臟，治癲邪、狂叫、驚悸、產後血暈，殺蠱毒氣，治脅痛、乳痛、背部瘡腫。它還可治腹脹心痛，利大小便，補中益氣，溫肺止咳，除浮腫脹痛、痞滿寒熱，治難產，止流淚，治腳氣。

百合籽花研成末，用菜子油外抹，可治小兒疱濕疹。

百合籽加酒炒至微紅，研成末用湯送服，可治腸風下血。

民間小祕方：

把洗淨的百合煮熟後加入冰糖即可食用，食之可滋補益中，又可清熱潤肺。

【葫蘆】

葫蘆又名壺盧，味甘，性平，無毒。形狀可愛，藥用價值很高。葫蘆可治心煩熱，滑利小腸，滋潤心肺，治泌尿道結石。還可止渴、利尿，治惡性疥癬癤瘡，鼻口潰瘍爛痛。但多食令人上吐下瀉。腳氣患者忌食之。

葫蘆葉味甘，性平，無毒。可用於解毒。

葫蘆籽可治牙齒腫痛或露出及齒搖疼痛。

民間小祕方：

　　葫蘆用水煎後食用，可消除暑熱、治療腸炎、痢疾，還可清熱利濕。

【蒲公英】

　　蒲公英輕盈無比，風兒吹來，像一個個傘兵一樣出發。不但外形可愛，也有很高的藥用價值，其食用安全，是很好的保健食品。

　　蒲公英味甘，性平，無毒。蒲公英被譽為中草藥的「八大金剛」之一。它可清熱解毒、消腫散結、健胃消炎。蒲公英已被製成多種藥劑發揮其獨特的保健作用。用之可以利膽清心、淨血催乳，還可抗菌消炎，治療各種感染性炎症。

【紫菜】

　　紫菜，生長於淺海的岩石上，得到了海水的滋潤，營養極為豐富，自然也就得到人們的青睞。

　　紫菜味甘，性寒，無毒。紫菜有著極高的營養價值，含有人體所必需的蛋白質、維生素及鈣、磷、鐵等微量元素。食用紫菜可以預防人體衰老，保護肝臟，還可以維持腸道健康，改善記憶力衰退症狀。民間常用紫菜來作婦女催乳劑。經常嚼乾紫菜可以化痰，夏天食之還可消暑熱，補身體。除此之外，紫菜還有一定的抗癌效果和顯著的美容效果，而且對預防動脈硬化、呼吸困難等有良好效果。將其煮成汁食用，可治咽喉炎。常吃紫菜，對治療甲狀腺腫大有輔助療效。

民間小祕方：

　　取一定量紫菜和蘿蔔煮成湯，服之可治肺熱痰多。

【海藻】

海藻味鹹，性寒，無毒。海藻是海中特產，營養價值極高。常食海藻，可散結氣痛腫，治腹內積塊、脹痛、腹中空鳴。還可治甲狀腺腫大、項下淋巴結結核，下十二種水腫，治療皮間積聚暴潰，留氣結熱，利小便。

【靈芝】

靈芝乃草中靈物，一提到它，人們便會聯想到長壽幸福，因為它營養價值極高。古人認為，經常食用這種草中靈物，可延年益壽。

青芝味酸，性平，無毒。食用青芝可聰耳明目、輕身，增強記憶，養筋，使人肌膚潤澤、精力旺盛、不易衰老。還可補肝氣，安心魂。

赤芝味苦，性平，無毒。食用可益智，行動敏捷。赤芝還能益氣補中。

黃芝味甘，性平，無毒。主治心腹五邪，益脾氣，安神。

白芝味辛，性平，無毒。白芝可治咳逆上氣，益肺氣，通利口鼻，使人意志堅強，勇猛決斷，安魂。

黑芝味鹹，性平，無毒。食用黑芝可通九竅，使人聰明靈敏細心。還可治尿閉或排尿困難、下腹脹滿，利尿，益腎氣。

紫芝味甘，性溫，無毒。食用紫芝可通耳聾，利關節，保精神，益精氣，堅筋強骨，經常服用可使臉色紅潤有光澤。

【木耳】

木耳的性質大都由它們所從屬的樹木決定。

桑耳味甘，性平，有毒。食之可治鼻出血，腸風瀉血，婦女心腹痛。還可排毒，利五臟，宣腸胃氣，壓丹石熱發，治女子漏下赤白，療血病腹內結塊、腫痛、陰痛、陰陽寒熱、不孕不育。黃熟陳舊色白的，可治久泄不止，益氣

不饑。金色的可治飲食失節引起的兩脅之間的結塊、腹痛以及金屬器械所致瘡傷。

槐耳味苦，性平，無毒。食之能治風病破血塊，增長力氣，治痔瘡、脫肛及婦女陰中瘡痛。

柳耳藥用價值很高，將柳耳煎湯服可治反胃吐痰，補胃理氣。

柘耳可治咳唾膿血、肺部癰瘍、膿血腥臭。

楊櫨耳味甘，性平，無毒。煮服可破血止血，治瘀血結塊。

民間小祕方：

把木耳用清水浸泡一夜後，洗淨。蒸一～二小時，睡前加冰糖服食，可輔助治療高血壓。

【蘑菇】

蘑菇是世界上人工栽培最廣泛、產量最多、消費量最大的食用菌。它香氣濃郁，味道鮮美，具有很高的保健作用，深受人們的喜愛，在西方有「上帝食品」的美稱。

蘑菇含有豐富的蛋白質、蔗糖、維生素、核苷酸和不飽和脂肪酸，食之可健脾開胃、理氣化痰，還可治體虛、痰多腹脹、噁心、泄瀉等。常食可治高血壓、高血脂、糖尿病等，還能增強人體對癌症的抵抗能力。蘑菇的種類很多，如：

香蕈味甘，性平，無毒。香蕈可治尿濁及尿失禁，可益氣不饑，治風疾破瘀血。

蘑菰蕈味甘，性寒，無毒。李時珍認為它可益腸胃，化痰理氣。

口蘑可調節甲狀腺，提高免疫力，具有防止便祕、促進排毒、預防糖尿病的功效，另外口蘑還是減肥美容佳品。

　　針蘑菇和青菜洗淨後切片，煸炒，再加入鹽、味精即可食用。
食之可以清熱平肝，降脂降壓。

果品篇

　　許多果品外形美觀，香氣濃郁，極具觀賞價值。更重要的是，果品營養
豐富，常吃可以保健。果品是女性的最愛，將其切片貼在臉上，可保濕潤膚，
美容效果極佳。

【蘋果】

　　蘋果又叫林檎，其香氣怡人，酸甜可口，營養豐富，是老幼皆宜的水果
之一。蘋果因色香味俱佳，被譽為世界上的「水果之王」。而且蘋果的保健
功能也很高，因此在西方有「一天一個蘋果，疾病遠離你」的說法。

　　蘋果味甘，性溫，無毒。蘋果中含有大量糖類、蛋白質及鉀、鈣、鐵、
磷等礦物質。吃蘋果可生津潤肺，除煩解暑，開胃醒酒，還有止瀉的功效。
蘋果還可以殺菌抗病毒，調整腸胃功能，消除便祕且造成美膚效果。此外，
蘋果還可以預防高血脂、高血壓、高血糖，防治癌症。將蘋果皮泡茶喝，對
支氣管炎有一定療效，若拌入蜂蜜，可對神經病患者造成鎮定作用。

　　1. 飯後吃一個蘋果，可治療反胃、消化不良及慢性胃炎。

　　2. 將蘋果皮煎服或將蘋果榨汁服用，對治療高血壓有一定功效。

【梨】

梨又叫玉乳，古人稱之為「果宗」，因其鮮嫩多汁，酸甜適口，所以有「天然礦泉水」之稱。

梨味甘、微酸，性寒，無毒。梨中富含糖類及鈣、磷、鐵等礦物質，還含有一定量的蛋白質和維生素。因此，吃梨可潤肺涼心、消炎降火，解瘡毒、酒毒。另外，梨具有降血壓、養陰清熱的功效，患高血壓、心臟病、肝痰、肝硬化的病人，經常吃梨大有好處，能促進食慾，幫助消化，並有利尿通便和解熱作用。將梨煮熟後食用有助於預防痛風、風濕病和關節炎。當口鼻乾燥、乾咳少痰時，吃梨可緩解乾燥、清喉降火。

梨花可祛除臉部黑色素沉積及粉刺等。

民間小祕方：

取四個梨洗淨後切塊，並將核去掉，再將八個無花果和適量豬肉洗淨切成塊；將所有用料放入鍋內，加水後用大火煮沸，再改小火熬煮兩小時，調味後即可食用。食之可以清肺潤燥、生津止渴。

【柑】

柑味甘，性寒，無毒。柑色香味俱全，食之可止渴，利小便。還可利腸胃、散熱毒、解丹石毒。

柑皮味辣、甘，性寒，無毒。將皮晒乾去白後研成末，加鹽煮湯喝，可解酒毒及酒後口渴。還可下氣調中。

柑核可製成洗臉劑，有明顯的美容養顏效果。

柑葉杵爛取汁滴入耳孔，可治耳內流水或流膿血。

【柳橙】

柳橙味酸,性寒,無毒。柳橙香氣怡人,營養甚高,食之可通行風氣,治療頸淋巴結核和甲狀腺腫大,能解魚蟹毒。將酸水洗去,切碎並和鹽煎後食,止噁心,去胃中浮風惡氣。但食多會傷肝氣、發虛熱,經常同肉類一起食用會使人頭暈噁心。

柳橙皮味苦,性溫,無毒。可用橙皮釀製醬、醋,食後可散腸胃熱氣,消食下氣,去胃中浮風氣。加鹽醃製後儲食,止噁心,解酒毒。加糖做橙丁,味道甜美,而且能消痰下氣,利膈寬中,醒酒。

柳橙核浸濕搗碎後,每晚睡前塗抹可治臉上各種斑及粉刺。

民間小祕方:

分別取等量的橙皮、生薑,用水煎服可治療脘脹氣滯的症狀。

【香蕉】

香蕉外皮金黃,果肉鬆軟且香氣濃郁。在中國海南,香蕉林繁密無比,讓人看了流連忘返。

香蕉味甜,性寒,無毒,香蕉內含有大量的礦物質以及維生素,食之可以潤腸通便,還有潤肺養陰、清熱生津的功效。此外,香蕉還可使人精力充沛,延年益壽。對愛美人士來說,吃香蕉還可以使皮膚光滑潤澤。

民間小祕方:

1. 把剝好的香蕉切碎,放入適量茶水中,再加些糖,飲用可治療高血壓、冠心病,還可造成潤肺解酒、清熱潤嗓的作用。

2. 把香蕉皮敷在發炎處,可很快治癒皮膚感染。

3. 把青香蕉烘乾後磨成粉，每次以溫水沖服若干，對治療胃潰瘍有一定功效。

【柚】

柚味酸，性寒，無毒。柚子果肉甘酸可口，沁人心脾。它還是象徵親人團圓、生活美滿幸福的仙果。食之可消食，解酒毒，增食慾，健脾，溫胃。可去除飲酒人的口臭，去腸胃惡氣，化痰。

柚子皮味甘，性平，無毒。可消食化積，散憤懣之氣，化痰。

柚子葉同蔥白一起搗爛，可治頭風疼痛。

柚子花與麻油一起蒸製成的潤膚霜，可潤膚養顏；塗抹頭髮，可使頭髮烏黑發亮。

【橘】

橘味甘，性溫，無毒。橘子在中國的一些地區被視為吉利果品，有大吉之意。食之，甘橘可潤肺，酸橘可止渴、開胃、除胸中膈氣。但不可多吃，否則易生痰，滯肺氣；忌同蟹吃，否則會使人患軟癱。

黃橘皮味苦，性溫，無毒。可清痰涎，治咳嗽，開胃，治氣痢、胸腹結塊腫痛。還可治胸中結熱逆氣，利水穀，下氣，治嘔吐、氣沖胸中、吐逆霍亂，療脾不能消穀，止泄，除膀胱留熱停水、五淋，利小便。久服去臭，下氣通神。

青橘皮味苦，性溫，無毒。可治氣滯，消食，破集結和膈氣，去下焦部等各種濕，治左脅肝經積氣，止小腹疝痛，消乳腫，疏肝膽瀉肺氣。

瓣上筋膜炒熟後煎湯喝，治口渴、吐酒很有效。

橘核味苦，性平，無毒。治酒風鼻赤，將其炒研或用酒煎服，可治腰痛、膀胱氣痛、腎冷。

橘葉味苦，性平，無毒。可治胸膈逆氣，行肝氣，消腫散毒，治乳癰脅痛，還可以通行經脈。

民間小祕方：

把橘子剝皮後用白糖醃一天，再用小火把汁液熬乾，把每瓣橘子壓成餅狀，再拌上白糖，風乾後可以食用，食之可治療咳嗽多痰、腹脹等症。

【金桔】

金桔也叫壽星柑，是柑橘類水果之一。金桔皮色金黃、皮薄肉嫩、汁多香甜、香氣怡人，深受人們歡迎。

金桔味酸甜，性溫，無毒。金桔香氣令人愉悅，具有行氣解鬱、生津消食、化痰利咽、醒酒的作用，還可治療脘腹脹滿、咳嗽痰多、煩渴、咽喉腫痛。食用金桔可雙向調血壓，對高血壓、血管硬化及冠心病患者非常有益。常食金桔還可增強機體的抗寒能力，防治感冒。

【桃】

桃味酸甜，性熱，微毒。桃是中國傳統的吉祥果品，象徵長壽安康。將桃製成蜜餞食用，益於養顏，使人青春靚麗。它是補肺的果品之一，得肺病的人可以常吃。但多吃生桃，會使人發熱腹脹。

桃仁味苦，性平，無毒。可止氣逆咳嗽，消心下硬塊，通月經，治便祕，止心腹痛，治血凝、血祕、血燥，破瘀血。它還可治瘀血血閉、腹內積塊，殺小蟲，可治肢體游移性疼痛、肺勞癰、肝瘧寒熱、產後血病。每夜嚼一枚，加適量蜜調和，塗手和臉，可美容養顏。

【奇異果】

奇異果又稱獼猴桃，獼猴桃名字的由來，如李時珍所言「其形如梨，其色如桃，而獼猴喜食，故有諸稱」。奇異果果肉鮮嫩，皮薄汁多，酸甜可口，被三清道教奉為「仙果」。

奇異果味酸，性寒，無毒。奇異果除含有豐富的蛋白質、糖、脂肪和鈣、磷、鐵等礦物質外，還含有豐富的維生素 C，因此奇異果汁是很好的保健品，是老年人、兒童、體弱多病者的滋補佳品。食用奇異果對保持人體健康，防治疾病具有重要作用。它可預防老年骨質疏鬆症、動脈硬化，可改善心肌功能，防治心臟病，對高血壓、心血管病也有明顯療效。經常食用，可防止老年斑形成，延緩人體衰老，清熱除煩止渴，還可防治癌症、高血壓等症。

奇異果藤葉絞汁調和生薑汁服後，可治療反胃。

奇異果枝葉有殺蟲的功效。

【扁桃】

扁桃，果肉澀，但仁甘甜，營養價值很高，被十九世紀的西班牙、義大利等國視為「貴族食品」。

扁桃味甘，性平，無毒。扁桃中含有豐富維生素、胡蘿蔔素和微量元素可以潤肺解肌、散寒、驅風、止咳去痰。此外，扁桃還是治療支氣管炎、哮喘的良藥。將扁桃仁磨成粉可治療糖尿病、胃炎。最新發現，扁桃還可治療高血壓、冠心病及防治癌症。

【李】

李味酸，性溫，無毒。食之去骨節間勞熱，晒乾後吃，去痼熱，調中。不能久食，否則使人發熱。和蜜吃，會損害五臟。放入水中不下沉的李有毒，不能吃。

核仁味苦，性平，無毒。食之養顏，治女子小腹腫脹，利小腸，下水氣，除浮腫，治臉上黑斑。還可治摔跌引起的筋折骨傷、骨痛瘀血。

根白皮性大寒，無毒。可以止脹氣上升引起的頭昏目眩。能治小兒高熱，解丹毒。煎水漱口，可治牙痛；煎湯飲服，治赤白痢。它還對尿崩症、糖尿病有一定的療效。

花味苦，無毒。用它研末洗臉，能去粉刺黑斑，使人臉色潤澤。

葉味甜，性平，無毒。食之可治小兒燥熱。對小兒因瘧疾引起的驚癇，可煎湯擦洗，效果良好。

樹膠味甘，性寒，無毒。可治眼內翳障，並能消腫鎮痛。

【柿子】

柿子味甘，性寒，無毒。柿子吃起來澀而甜，可以解酒毒，壓胃間熱，止口乾。它還通耳鼻氣，治腸胃不足。但生柿性冷不能同蟹一起吃，否則會導致腹痛瀉痢。

柿中的白柿味甘，性平，無毒。食用白柿可化痰止咳，治吐血，潤心肺，療慢性肺炎引起的心熱咳嗽不止，潤聲喉，殺蟲，溫補。還可補虛勞不足，消腹中瘀血，澀中厚腸，健脾胃氣。常吃，還可去臉部斑痣，治反胃咯血、肛門閉急並便血、痔漏出血。白柿的霜可清心肺熱、生津止渴、化痰止咳、治咽喉口舌瘡痛。

柿中的烏柿味甘，性溫，無毒。可治療金瘡、燒傷感染，能長肉止痛。還可殺蟲，治狗咬瘡，止瀉痢。

烏柿糕可治小兒瀉痢、便血。

烏柿蒂味澀，性平，無毒。煮水服，可治咳逆噦氣。

烏柿木皮燒成灰，和油調和，可敷治燙傷燒傷，還可治便血。

烏柿根治血崩、血痢、便血。

【杏】

杏樹是中國北方的主要栽培果樹，杏果色澤鮮豔亮麗、香氣四溢，以果實早熟、風味甜美、酸甜適口為特色，果肉鮮甜綿軟，有「甜梅」的美譽。

杏味酸，性熱，有小毒。杏的果肉中含有鈣、磷、鐵，還含有大量的胡蘿蔔素、維生素。杏雖美味，但多食傷筋骨，甚至會使人失明、鬍鬚眉毛脫落殆盡。但晒乾做蜜餞食用，能止渴，祛冷熱毒邪。杏還可治心痛，所以，心病患者宜常食。食用杏果可以祛痰、止咳、潤腸。還可以治療肺病咳血、風虛頭痛、中風不遂、言語不利、小便淋漓等症。有人發現南太平洋島國斐濟是世界上唯一的「無癌之國」，原因可能在於那裡的人們經常吃杏。

杏仁味甘、苦，性溫、大寒，有小毒。杏仁中富含人體所必需的蛋白質、脂肪、糖類、維生素、礦物質及一些酚類物質。食之可除肺熱，治上焦風躁，利胸膈氣逆，潤大腸治便祕。還可殺蟲，治各種瘡疥癰癬，能消腫，治咳逆上氣，咽喉腫痛、下氣，止驚癇、心下煩熱以及時節性頭痛，消心腹脹痛，治上腹悶脹不通，可發汗，治咳嗽喘促。

杏花味甘、性溫、無毒。杏花主補不足，能治女子傷中、關節紅腫熱痛和全身痠痛。

杏葉可治急性腫脹，全身浮腫。具體治法，煮成濃湯熱浸，也可搗汁直接口服少許。

杏枝同水煮，加酒調和，口服可治摔傷。

民間小祕方：

把杏仁研磨成泥狀與稻米混勻後，用大火煮沸，再改用慢火煮爛，食之可防治咳嗽、氣喘。

【白梅】

白梅味酸、鹹，性平，無毒。食用可治中風驚癇、喉痺痰厥、僵補。將其調製成藥膏，能點除臉上黑痣，併除腐蝕惡肉。將白梅嚼爛外敷能輕易拔除肉中針、刺、竹篾等，將其研爛外敷可治刀箭創傷，能止血，梅肉揩擦牙齦，可治牙關緊閉。此外它還可止瀉痢煩渴、霍亂上吐下瀉，治下血血崩。

白梅核仁味酸，性平，無毒。食之可使人耳聰目明、身輕，使人肌膚潤澤、精力旺盛、不易衰老、益氣不饑，能除煩熱。搗爛浸泡於醋中，可治手腳腫痛。

白梅花味酸、澀，無毒。將飄落的花瓣洗淨，放入米粥中煮食，有保健功效。

白梅根可治肢體痠痛，可止一切疼痛。用白梅根煮水洗身，可治瘡熱。煎湯喝，治霍亂，止瀉痢。

【楊梅】

楊梅味酸，性平，無毒。梅子性酸宜止渴，古代還留下了「梅子留痠軟齒牙，芭蕉分綠與窗紗」的詩句。梅子雖能解渴，但一次性吃得過多則會損齒傷筋，蝕脾胃，使人發膈上痰熱。

楊梅酸甜適口、風味獨特，實乃盛夏良品。食用楊梅能和五臟，利腸胃，除煩降惡氣，將其加鹽儲藏食用，可去痰止嘔吐，消食下酒，常含一枚咽汁，利五臟下氣。將其製成乾脯，入鍋加水煎服，可止吐酒。

核仁能治腳氣。

楊梅樹皮及根燒成灰加油調和可有效敷治燙傷燒傷。將其煮水沐浴或擦洗，能防治瘡疥癬癬。煎水含漱，可治牙痛。還可解砒霜毒。

民間小祕方：

將楊梅洗淨浸泡在白酒中，食之可使人神氣舒爽，還有止瀉的功效。

【山楂】

山楂味酸，性冷，無毒。山楂顏色鮮豔，味道微甜，營養豐富。吃山楂能消積食，補脾胃，治小腸疝氣，除小兒瘡疹。還可強健骨骼，通結氣。將其煎水加砂糖飲服，可治婦女產後枕痛等病。

山楂核化食消積，治睪丸腫硬、墜脹麻木和婦女小腹腫脹。

山楂根可消積，治反胃。

山楂莖葉煮水，可洗治漆瘡。

民間小祕方：

取山楂果肉放入鍋中，加水煎煮到七分熟，當水快耗乾時加放適量蜂蜜，再用小火煮透即可，服之可以活血化淤、開胃消食。

【棗】

不同的棗有不同的藥用價值。

生棗味甘、辛，性熱，無毒。多食使人生寒熱。凡體虛羸瘦的人不能多吃，多食會使人熱渴膨脹、亂臟腑，損傷脾氣，助濕生熱。

紅棗味甘，性平，無毒。吃紅棗治心腹邪氣，安中，養脾氣平胃氣，通九竅，助十二經，補少氣、少津液，還可治身體虛弱、四肢沉重乏力。此外，棗可以健脾，患脾病者宜食，長期服食能輕身延年。但若多食也容易生蟲損齒，害處多多。

棗核仁可治脹氣脹痛，除惡氣。

棗葉味甘，性溫，無毒。覆蓋麻黃，能令人發汗，擦痱子、瘡癤，效果極佳。

棗木心味甘，性溫，有小毒。用它可治寄生蟲引起的腹痛，還可治面黃肌瘦、形銷骨立。棗樹根煎水洗浴，可防治小兒赤丹從腳背發起。

棗樹皮用井水煎後，濾去渣滓，擦洗眼睛，可使人眼睛清潤明亮。

【西瓜】

西瓜味甘，性寒，無毒。西瓜是夏季裡最常見的消暑果品，甜潤爽口，是真正的「瓜果之王」。吃西瓜可消煩止渴，解暑熱，治療咽喉腫痛，寬中下氣，利尿，止血痢解酒毒。飲西瓜汁能治口瘡。但不可多食，否則會助濕傷脾。

西瓜皮味甘，性涼，無毒。還可治口舌唇內生瘡，燒後研末噙含。

西瓜籽味甘，性寒，無毒。可治腹內結聚，破潰膿血，且為腸胃內壅之要藥。西瓜籽還能清肺潤腸，止渴和中氣，將其研後去油，口服治月經過多。

民間小祕方：

將西瓜與番茄放在一起榨汁飲用，可治療感冒等病。

【甜瓜】

甜瓜味甘，性寒，有小毒。香脆爽口是甜瓜吸引人的地方。吃甜瓜可以止渴，除煩熱，利小便。可治口鼻生瘡，預防中暑。但多食會使人虛弱健忘，導致腹脹。病後多食，則容易反胃。

甜瓜蒂味甘，性寒，有毒。可治鼻息肉、頭風暈眩疼痛、癲癇、咽喉腫痛。與麝香濕用可治鼻嗅覺失靈。

甜瓜蔓可治女子停經。

甜瓜花可治胸痛咳嗽。

甜瓜葉搗汁可治脫髮，研末加酒調服可治小兒疳疾和跌打損傷。另外還可化瘀血，補中。甜瓜仁味甘，性寒，無毒。能清肺潤腸，止渴和中氣，治腹內結聚，破潰膿血。研後去油，口服，可治月經過多。

【木瓜】

木瓜味甘，性溫，無毒。食之可治肌膚麻木、關節腫痛，還可治腳氣、霍亂大吐、轉筋。將嫩木瓜去籽煎服，可治腳氣劇癢難忍，另外，將其作飲料喝，可治嘔逆、心膈痰唾，且能消食、止水痢、口渴。還防治水腫冷熱痢、心腹疼痛。

木瓜核嚼爛後，溫水嚥下可治霍亂煩躁氣急。

木瓜葉、枝、皮及根味酸、澀，性溫，無毒。煮水喝，可以止霍亂吐下，療腳氣。根葉煮水洗足脛，可以防止腳軟跌倒。

【栗子】

栗子味鹹，性溫，無毒。栗子吃起來味道甜香，有「乾果之王」的美譽。用栗子作配料燒出的菜味道尤其鮮美。吃栗子可益氣，厚腸胃，補胃氣，生吃可治腰腿不遂，療筋骨斷碎、腫痛瘀血。栗子晒乾後吃，能下氣補益。注意小兒不宜多吃，因為生的難消化，熟的則易脹氣，往往會導致小兒厭食、肚腸生寄生蟲等。

栗楔治風濕筋骨痛，活血尤為有效，還可破胸脅和腹中結塊。生嚼栗楔還有助於拔出惡刺，治療頸淋巴結核腫痛。

栗核煮湯喝治反胃，消渴，止瀉血。

栗毛球（即栗子外面的刺苞）煮湯，可治火丹毒腫。

栗花可治頸淋巴結結核。

栗樹皮可治丹毒。

【核桃】

核桃味甘，性平，無毒。核桃因富含豐富的營養物質，被稱為「益智果」。核桃可以利小便，去五痔。還使人健壯，滋潤肌膚，使頭髮髯鬚髮黑。此外，吃核桃還使人開胃、血脈通暢、骨肉細膩，補氣養血，潤燥化痰，益肺潤腸，治虛寒喘咳、腰腳重痛、心腹疝痛、血痢腸風，散腫痛，治損傷。但多食令人噁心、吐水、吐食物，甚至導致眉毛脫落。

核桃中油核桃味辛，性熱，有毒。可以殺蟲攻毒，治瘡，潤鬚髮。

核桃樹皮可以治水痢。

核桃殼燒灰，可投入下血、崩中的藥中做引藥。

民間小祕方：

把核桃與薏仁、栗子煮粥食用，能治療尿頻、遺精等症。

【榛果】

榛果也叫山板栗，它果形似栗子，外殼堅硬，果仁肥白而圓，有香氣，吃起來特別香美，餘味綿綿，因此成為人們喜愛的堅果類食品，有「堅果之王」的美稱。

榛果味甘，性平，無毒。榛果中除含有蛋白質、脂肪、糖類外，還含有豐富的維生素及鈣、磷、鐵等礦物質。食之對體弱、病後虛羸、易饑餓有一定療效，還能有效延緩衰老、防治血管硬化、潤澤肌膚。榛果裡還含有抗癌成分。《本草綱目》記載，榛果補脾胃，益氣力，明目健行，並對消渴、盜汗、夜尿頻多有益處。

民間小祕方：

　　　　把榛果用水浸泡去皮，將其磨碎濾取所得汁液與粳米煮粥，食之可治療脾胃氣弱，還可以溫中止瀉、益氣力、寬胃腸。

【葡萄】

　　　　葡萄味甘，性平，無毒。葡萄晶瑩剔透、甜美光潤，是滋補的佳品。用它釀製的酒更是美味。王昌齡就有「葡萄美酒夜光杯」的詩句來讚美它。常食葡萄可使人強健，耐饑餓風寒，輕身不老，延年益壽。還可治筋骨濕痺，益氣，令人胎健，還可通利小便，催痘瘡不出。

　　　　其根及藤、葉煮汁飲，可止嘔吐及瀉後噁心、孕婦胎動頻繁不適，還可利小便，溫小腸，消腫脹。

【鳳梨】

　　　　鳳梨也叫鳳梨，是熱帶的鎮地之寶。鳳梨外形美觀，汁多味甜，具有特殊的香味。

　　　　鳳梨味甘，性平，無毒。鳳梨營養豐富，富含多種營養物質，食之可改善血液循環，消除炎症和水腫，還有利尿的作用。適當食用鳳梨對腎炎、高血壓有一定療效，還可以健胃消食，補脾止瀉，清肺解渴。

【椰子】

　　　　椰子是典型的熱帶水果，是熱帶的地方之寶，椰汁清似水甜如蜜，飲之甘甜可口，而椰肉芳香滑脆，既可直接食用，也可製作菜餚，味道極佳。

　　　　椰子味甘，性平，無毒。椰子中含有大量的營養物質，食之可補益脾胃、殺蟲消疳，還可生津、利水，有清涼消暑的功效。

　　　　此外，椰子具有補充機體營養、美容、防治皮膚病的作用。

椰汁味甘,性溫、無毒。可治吐血水腫,還可止渴去風熱。

椰皮味苦,性溫,無毒。將其燒灰研末可治心絞痛,煮汁飲服可止血,療鼻出血,治吐瀉霍亂。

民間小祕方:

把椰子果實切成小塊,與適量的糯米、雞肉隔水蒸熟。食之可以治療陽萎早洩、四肢乏力、食慾不振等,還可補脾益心。

【枇杷】

枇杷味甘、酸,性平,無毒。吃枇杷可止渴下氣,利肺氣,止吐逆,退上焦熱,潤五臟,但多吃發痰熱,傷脾。

枇杷葉味苦,性平,無毒。可以治嘔吐不止,婦女產後口乾,還可止渴、治肺氣熱引起的咳嗽不斷及肺風瘡。

枇杷花可治頭風,鼻流清涕。

枇杷木白皮生嚼咽汁,止嘔吐而下食。煮湯冷服,效果更好。

民間小祕方:

取 12 個枇杷,30 克冰糖;枇杷果肉與冰糖一起煮食,對治療咳嗽有奇效。

【銀杏】

銀杏味甘、苦,性平,有小毒。作為國寶級植物,它必然有其寶貴之處。銀杏的營養豐富,除含有大量的澱粉、蛋白質、脂肪、糖類外,還含有維生素、核黃素以及鈣、磷、鐵、鉀、鎂等微量元素和礦物質。生吃引疳解酒,除痰,消毒益人,溫肺益氣,定喘止咳,止白濁。嚼成漿塗鼻臉手足,除黑斑,防

皺裂。但不可多吃。另外，銀杏還可以平皺紋、擴血管、改善腦血管循環功能，常食可使人精神煥發、延年益壽。

【櫻桃】

櫻桃味甘，性熱，無毒。櫻桃嬌小可愛，味道甜美。食之可調中益脾，美容養顏，止泄精、水谷痢。但多食會傷筋骨，敗血氣。

櫻桃葉味甘，性平，無毒。將葉搗成汁喝，可治療蛇咬之傷。

櫻桃枝與紫萍、牙皂、白梅肉研和，用來洗臉可治雀斑。

【桂圓】

桂圓就是常說的龍眼，鮮桂圓果肉呈乳白色、半透明狀，吃起來味甜。

桂圓味甘，性平，無毒。桂圓不但味美，營養價值也很高，有著顯著的滋養保健功效。食之可滋補身體，補心安神，益血壯陽，益脾開胃，潤膚美容。體弱貧血、年老體衰、久病體虛者宜常吃。此外，桂圓對婦女產後調補有很大作用。

桂圓核研成末擦拭患處可治腋臭。

民間小祕方：

1. 用桂圓加白糖熬湯，每天睡前飲用，可改善睡眠。

2. 將桂圓放在白酒中浸一百天，每次飯後飲用 25 毫升，有保健作用。

【荔枝】

荔枝味甘，性平，無毒。荔枝為果中珍品，否則不會得到楊貴妃的青睞。蘇軾為之作詩「日啖荔枝三百顆，不辭長作嶺南人」。吃荔枝不但可止渴，

益人顏色，提神健腦，還可治頭暈心胸煩躁不安，治膿腫和療瘡。但食用太多會使人牙齦腫痛、鼻出血，所以，牙齒有病、上火之人忌食。

荔枝核味甘，性溫、澀，無毒。將其核燒灰研成末，以酒調服，可治胃痛、小腸氣痛、婦女血氣刺痛。

荔枝殼煎湯飲服，可加速小兒出瘡痘。浸泡水飲服，可解荔枝熱。

荔枝花及皮、根用水煮成汁，細細含咽，可治喉痺腫痛。

民間小祕方：

1. 取幾枚荔枝，加少量油鹽，將其隔水蒸熟，食之可治療痔瘡。

2. 取 20 枚荔枝，50 個蓮子，加適量水，蒸熟後食用，可治療白帶過多。

3. 將 5 枚荔枝用 1 杯熱酒送下，可以治療胃虛寒等症。

【石榴】

石榴形態色澤俱佳，有豐富的營養，其樹姿美觀且花豔麗，有「天下之奇樹，九州之名果」之稱。

甘石榴味甜、酸澀，性溫，無毒。食之可止下痢、崩中漏下，可治咽喉燥渴，理乳石毒。連籽一起搗成汁可治赤白痢、腹痛。但需注意的是，甘石榴不可常食，否則會損害牙齒，使人變黑。吃藥的人忌食之。

酸石榴味酸，性溫，無毒。將其同籽一起搗成汁，可以治赤白痢止腹痛，還可治瀉痢崩帶下。

石榴向東延伸的根可治口齒病，治瀉痢、帶下，治蛔蟲、寸白。青顏色的根可以染髮。石榴花研成末吹入鼻中，止鼻出血，立刻見效。此外，還可治心熱吐血以及金瘡出血。

把石榴洗淨後榨汁，飲之可有效預防心臟病。

【橄欖】

橄欖味酸、澀、甘，性溫，無毒。嚼汁嚥下，可治魚骨鯁喉及一切魚蟹毒。不論生食還是熟吃，都可以解酒醉，解河豚魚毒。此外，它還可生津止渴，治咽喉痛。

橄欖仁味甘，性平，無毒。可用於治療口角炎，將其研爛敷於患處即可。

橄欖核味甘，性溫，無毒。將其燒後研末外敷，可治小兒痘瘡後生痣。將其磨汁服，可治各種魚骨鯁喉及食魚過多所致消化不良。

【無花果】

無花果又叫天生子，當果實悄悄露出時，花已脫落，所以人們稱之為無花果。無花果藥用價值很高。

無花果味甘，性平，無毒。無花果含有很多營養物質，如人體所必需的胺基酸，食之可清熱解毒，止瀉、潤腸，治療咳嗽、厭食、消化不良、痔瘡、便祕等症。還可以降血脂、血壓，預防冠心病的發生。此外，無花果還可消炎消腫，預防癌症發生。

【檳榔】

檳榔色澤鮮豔，自古就受文人墨客鍾愛，大學士蘇軾就曾留下「紅潮登頰醉檳榔」的佳句。檳榔還有一奇異之處「饑能使人飽，飽能使人饑」，意思是說，檳榔既能充饑，又可助消化。

檳榔味辛，性溫，無毒。食之可下水腫，通節、健脾調中，治心病積聚，而且還可消食去痰，下氣，療惡瘴疾，殺腸道寄生蟲。

【蓮藕】

蓮藕味美，經常吃可輕身耐老延年益壽，還可補中養神，除百病。它能補益十二經脈血氣，平體內陽熱過盛，交心腎，厚腸胃，固精氣，強筋骨，補虛損，利耳目併除寒濕，止脾泄久痢，治女子非經期出血過多等症。但生食過多易動氣，大便燥澀的人忌食之。

蓮藕味甘，性平，無毒。食之可治怒止泄，消食解酒毒，治病後乾渴。它還治熱渴，散瘀血，生肌。將它搗汁服，能解胸悶心煩，開胃治腹瀉，產後瘀血。將它搗製成膏，掩金屬外傷及骨折。蒸食可大補五臟、開胃。

藕節味澀，性平，無毒。將它搗成汁飲服，可以治吐血不止及止鼻出血，消瘀血及產後血悶，解熱毒。將其和地黃研汁，加入熱酒飲服，可以治癒咳血、吐血、血淋溺血、下血血痢血崩。

其薏（蓮子心）味苦，性寒，無毒。將其研成末服食，可治貧血，產後乾渴，清心去熱，止腹瀉。

蓮蕊鬚味甘，性溫，無毒。食之清心通腎，固精氣，補血止血，養髮養顏。

蓮花味苦，性溫，無毒。食之鎮心安神，養顏輕身。

蓮房味苦，性溫，無毒。用酒煮服，可以化瘀血，治血脹腹痛、產後胎盤不下；水煮服用，則可解菌毒，止各種出血症。

荷葉及蒂味苦，性平，無毒。能生髮元氣，補助脾胃，散瘀血，濕精滑，消水腫癰腫，發痘瘡，還可止渴，落胞破血，治產後煩躁口乾，治吐血、咯血、鼻出血、便血等多種血症。

民間小祕方：

1. 蓮藕搗汁服用，可治療鼻出血。藕粉用開水沖服，則能治急性腸胃炎。

2. 將蓮藕榨出的汁加蜂蜜調勻後服用，對治療慢性咽炎有一定療效。

【甘蔗】

甘蔗為人們食用已有兩千多年的歷史，甘蔗不僅甘甜無比，藥用價值也很高，唐代大詩人王維曾為之寫過「飽食不須愁內熱，大官還有蔗漿寒」的詩句。

甘蔗味甘，性平，無毒。甘蔗有著很高的保健功效。可以滋補養血，清熱生津，滋養潤燥，非常適於津液不足、咽喉腫痛、大便乾結、虛熱咳嗽之人食用。此外，甘蔗還可治療反胃嘔吐，飲用甘蔗汁可解酒精中毒。

民間小祕方：

1. 甘蔗切片擦塗，可防止皮膚燥裂、口唇乾裂。

2. 用甘蔗汁漱口，可防止口臭，治療口腔發炎疼痛。

3. 用粳米熬成粥，加放甘蔗汁，食之可以止渴生津、清熱潤燥、還可以解酒。

【荸薺】

荸薺也就是常說的馬蹄，也叫烏芋。荸薺皮色紫黑，肉質潔白，味甜多汁、清脆可口，自古有「地下雪梨」之稱，因營養甚高，它還有「江南人蔘」之稱。

荸薺中含有大量的澱粉、膳食纖維、蛋白質等，還有大量的礦物質。食之可以清熱瀉火，還可生津、補充營養。此外，它還具有涼血解毒，利尿通便，化濕祛痰，消食除脹的功效。荸薺還能促進人體生長發育，尤其是牙齒骨骼的發育。最新研究發現，荸薺中的「荸薺莢」有防治癌腫的作用。

民間小祕方：

　　將荸薺洗淨後，加水煮一個小時後食用，對治療大腸癌有一定作用。

【哈密瓜】

　　哈密瓜風味各有特色，有的脆，有的綿，有的多汁，也有的帶有酒香。

　　哈密瓜味甘，無毒。食之可清涼消暑，生津止渴，而且哈密瓜能利小便、除煩熱、治貧血，甚至能造成抗癌功效。

第二章 烹飪佐料與現代生活

「柴、米、油、鹽、醬、醋、茶」是百姓生活中的必需品，除前面兩個「柴」和「米」外，後面五個均可作為烹飪作料。其實，不同的烹飪佐料還具有不同的藥用價值，運用恰當，可強身保健、祛病延年。

味篇

在人們的日常生活中，始終離不開飲食的五味：酸、甜、苦、辣、鹹。食物的滋味不同，其作用也不同。五味與人體健康的關係十分密切，如果調配得當，則可增進健康，有益於人的延年益壽。五味調和，必須在合理搭配飲食的同時，注意烹飪作料的運用。

【食鹽】

食鹽味鹹，性寒，無毒。鹽可以算是生活中最重要的調味料了，它粒雖小，卻豐富了餐桌，調出了美味佳餚。食鹽可治傷寒寒熱，吐胸中痰癖，止心腹疼痛，殺鬼蠱毒氣，治瘡，堅肌骨，除風邪，吐下惡物，殺蟲，去皮膚病毒，調和臟腑，消積食，令人壯。它還可治腸胃結熱、喘逆、胸病、霍亂心痛、金瘡，使人耳聰目明、身輕，使人肌膚潤澤，精力旺盛，不易衰老，止風潤邪氣，治療一切蟲傷瘡腫，定痛止癢滋五味，通大小便。

戎鹽味鹹，性寒，無毒。食之可聰耳明目，使人肌膚潤澤，精力旺盛，不易衰老，治眼痛，益氣，堅肌骨。還可治心腹痛、溺血吐血、齒舌出血，利五臟，益精氣，治內臟癥結、心腹積聚、癰瘡疥等症。

光明鹽味鹹、甘，性平，無毒。它可治各種頭風疼痛、眼紅腫痛、多淚等症。

　　鹵鹽味苦，性寒，無毒。食用可治大熱，下蠱毒，使肌膚柔滑，去除腸胃留熱結氣，治腹脹、食後嘔吐、氣喘。還可使人耳聰目明，身輕，肌膚潤澤，精力旺盛，不易衰老，並有止痛功效。

【醋】

　　醋味酸，性溫，無毒。醋也是生活中不可或缺的調味料，不論熱炒還是涼拌，都離不開它。醋可以下氣除煩，止金瘡出血，治昏暈，並能解魚肉菜毒。食之還可消癰腫，散水氣，殺邪毒。食醋還能作引藥、調和各種藥，治產後血暈，除臉部黑色素沉積，消積食，殺惡毒，破結氣，且能止胃泛酸和化痰。以醋浸黃柏含服，可治口瘡；調大黃末，可塗治腫毒；煎大黃服，可治胸腹脹痛。

民間小祕方：

1. 將醋放在鍋裡煮沸，關閉門窗，使醋氣散開，如此既可消毒，又可防治感冒。

2. 晚上刷牙前，口中含半口醋，約十五分鐘後，吐出，再刷牙，注意不用牙膏，這樣可有效除去牙垢。

【醬油】

　　醬油味鹹，無毒。醬油是烹調中的必備之物，炒菜時加入適量醬油，會使菜餚色澤誘人，香氣撲鼻，味道鮮美。

　　製作醬油的主要原材料是大豆。因此，它的營養價值很高，包含八種人體所必需的胺基酸，還含有糖類、維生素及鐵、鈣、鋅等微量元素。食之可增進食慾，還可治療胸脘脹滿、齒齦出血、牙痛、消化不良等，也可以清熱涼血、解毒。另外醬油還可防癌並降低心血管疾病的發病率。

【醬】

醬味鹹，性冷，無毒。醬的種類很多，食之可除熱止煩，殺百藥及火毒，殺一切魚肉、菜蔬、蕈毒，並可治蛇蟲蜂蠍之毒。飲適量醬汁，可有效治癒便祕。醬還能塗治水火燙傷燒傷。但吃得過多會使小兒消化不良、生痰動氣。

用榆仁釀造的醬味辛，性溫，無毒。它可以利大小便，除心腹惡氣，殺諸蟲。但不宜多吃。

【油】

油味甘，性寒，無毒。油可以說是廚房裡的主角，若無它便無美味佳餚。油地位重要，種類繁多。

麻油味甘，性寒，無毒。可以治聲音嘶啞，殺五黃，下三焦熱毒氣，通大小腸，治蛔蟲，外敷可治一切惡瘡疥癬。同時它還利大腸，治產婦胞衣不落、腸內結熱等症。用生油外塗可消腫，生髮，去頭面遊風。

菜油可消腫熱痛，治金瘡血痔，抹塗頭髮可使頭髮黑亮，還能行滯血，破冷氣，消腫散結。另外，它還可治難產、產後心腹痛等症。

豆油味辛，性熱，微毒。可以塗瘡疥，潤腸胃。

【酒】

酒味苦、甘、辛，性熱，有毒。酒在百姓生活中是極其重要的。不論獨自小飲，還是宴請親朋，酒總可以製造出人們想要的氣氛。因此，它受到了人們的青睞。王維詩云：「新豐美酒斗十千，咸陽遊俠多少年」。李白更有名篇《將進酒》、《月下獨酌》等。除此之外，它在醫學上也有很大的價值。它可以使血脈暢通，壯腸強胃，潤澤肌膚，散發濕氣，消憂愁、制發怒，宣言暢意。而且它還可頤養脾氣，扶助肝氣，除風下氣。

燒酒味辛、甘，性熱，有毒。它可消冷積寒氣，燥濕痰，開鬱結，止水泄。還可治霍亂瘧疾、陰毒欲死，洗目赤腫痛，利大小便。但過量飲用，會敗胃傷膽，衰心損壽，嚴重的甚至會爛腸腐肺。

葡萄酒味甘、辛，性熱，微毒。可以暖腰腎，使人耐寒。

【青鹽陳皮】

青鹽陳皮可以化痰降氣，生津開鬱，運脾調胃，安神解毒，此外，它還可以治療食物中毒、藥物中毒等。

【砂糖】

砂糖，即結晶顆粒較大、像砂粒的糖。分赤砂糖（紅糖）和白砂糖兩種，赤砂糖含糖蜜較少，白砂糖純度較高。

砂糖味甘，性寒，無毒。其中，紅砂糖可滋心潤肺，解酒毒及大小腸熱，並能解渴、治療心腹熱癖。但不宜多食。多食使人心痛、面黃肌瘦，尤其損害牙齒、引發牙齦腫痛等。

白砂糖則能明目聰耳、潤澤肌膚，使人精力旺盛、不易衰老。

此外，白砂糖還能解渴、療心腹脹熱。暑天，可將它與棗肉、巨勝末調和製成丸劑含於口內，能生津止渴、潤喉利五臟、止咳化痰。

【辣椒】

辣椒是人們非常喜愛的一種食物，它既可作為蔬菜食用，也可作調味料，有「蔬菜之冠」的美譽。在印度，辣椒有「紅色牛排」之稱，墨西哥則將其視為國寶，在中國辣椒也是大部分人的最愛，自古就有「四川人不怕辣，湖南人辣不怕，貴州人怕不辣」的說法，足見人們對其喜愛之深。

辣椒中含有豐富的維生素、蛋白質、胡蘿蔔素及鐵、磷、鈣等礦物質。食之可健胃、助消化、增加食慾。對長期居於潮濕環境的人可以預防風濕病、凍傷。常食辣椒能驅寒溫胃，對皮膚有很好的美容作用。

民間小祕方：

把辣椒和生薑放在一起熬湯飲用，可以治療風寒感冒，還可治療消化不良。

【胡椒】

胡椒味辛，性溫，無毒。胡椒是生活中常見的調味料之一，它能治冷陰毒，牙齒腫痛。可以去痰，除臟腑中的冷氣，療胃受寒脹氣，治積食不消化、霍亂氣逆、心腹疼痛、冷氣上沖。它還可以調和五臟，有益腎臟，治冷痢，緩解一切魚肉鱉蕈中的毒。但是，吃多了會頭昏、眼花、生瘡癤，而且還會對肺造成損傷，嚴重者還會吐血。

【山胡椒】

山胡椒就是常說的五味子，在醫學史上，它扮演著一個重要角色。

山胡椒味辛，無毒。山胡椒可以補氣安神、斂肺、止虛、補腎、強陰壯陽、止瀉鎮靜、保肝、抗衰老以及增強免疫力。此外，山胡椒還有其他藥用價值，如生津斂汗、鎮咳祛痰等。將山胡椒點燃煙燻，可有效驅殺蚊蟲。

【花椒】

花椒味辛，性溫，有毒。花椒香味濃郁，是人們非常喜愛的調味料，它可以治療咽喉腫痛，嘔吐腸梗，可散瘀血，治產後腹痛，除風邪氣，溫中，堅固牙齒，祛除寒氣引起的肢體疼痛，使人耳聰目明、身輕，肌膚潤澤，精力旺盛，不易衰老。經常服用可使人膚色細潤，常保青春。除上述功效外，

它還可利五臟，發汗，治癒咳嗽、風濕關節痛。常用還可治遍身風痧、四肢麻痺、牙齒浮腫搖動、月經失調、慢性腹瀉等症。

【蜀椒】

蜀椒味辛，性溫，有小毒。蜀椒顆粒如豆，皮為紫紅色，服之可溫中止痛，殺蟲。在醫療中常用它來治療胃腹冷痛、寒濕泄瀉等症。將若干蜀椒炒熱，用布裹好溫熨痛處，即可緩解疼痛。

蜀椒椒目味甘，性寒，無毒。服之可治水氣和腎虛、耳鳴、耳聾、尿急、尿頻、氣喘，還可治水腫脹滿，通小便。

蜀椒葉味辛、性熱、無毒。將椒葉和蔥碾爛，用醋拌可造成殺蟲功效，用於洗腳可除腳氣並治爛瘡。另外，椒葉還可消積食，去胃氣，治霍亂轉筋。

蜀椒根味辛，性熱，微毒。將其煎煮取汁飲用可以治療腎與膀胱虛冷以及血尿勞淋。

【大料】

大料又稱茴香，味辛，性平，無毒。在做菜時它作用很大，在醫學上它的價值也非常大。大料可以祛除胃部冷氣，順腸氣，調中，治嘔吐，消濕止痛，治乾濕腳氣，開胃下氣，補命門不足，暖丹田，還可治身體膿腫、霍亂、蛇蟲咬傷、腎臟勞損、膀胱炎、腹疝及腹部腫塊、陰疼等症。

大料莖葉搗成汁與熱酒一齊服下，能治小兒腸氣和突發腎氣沖脅。煮食還可治突發噁心腹部不適。

【蔥】

蔥是人們生活中必備的調味佐餐佳品，是重要配料。調出美味乃其作用，然而它還有重要的藥用價值，且每個部分都能入藥。

蔥莖白味辛，性平，無毒。常食能清心明目、輕身，使人肌膚潤澤，精力旺盛，不易衰老。另外，蔥莖白還可清肝中邪氣，通利中焦，調五臟，解各種藥物中毒，通利大小腸，作用非凡。它還可通關節，止血利便，可治寒熱，更可消除中風後臉部和眼睛浮腫。

蔥葉煨爛研碎，敷在外傷化膿部位，加鹽研成細末敷在被毒蛇、毒蟲咬傷的部位，有解毒作用。此外，蔥葉也有利於滋養五臟，益精，聰耳明目、輕身，使人肌膚潤澤，精力旺盛、不易衰老。

蔥汁味辛，性溫，無毒。便血時喝蔥汁，可治癒。另外，蔥汁還可散瘀血，止流血、疼痛及治療耳聾。

蔥鬚看似平凡，卻是深藏不露之物。它可通氣，治飲食過飽的房事過度，治血滲入大腸、大便帶血、痢疾和痔瘡。將蔥鬚研成末，每次用溫酒送服即可。

蔥實味辛，性溫，無毒。常食能使眼睛明亮，補中氣不足，能溫中益精、養肺、養髮。蔥花性平，無毒。主治心脾疼痛，同吳茱萸一起煎服下，有奇效。

【生薑】

生薑味辛，性溫，無毒。在日常生活中，薑是不可缺少的調味料，關於薑有「薑還是老的辣」之說，「冬吃蘿蔔夏吃薑」可看出它有很高的藥用價值。經常吃薑可除臭氣，通神明。搗爛取汁和蜜服，治中暑嘔吐不能下食，散煩悶，開胃。它還能歸五臟，除風邪寒熱，治傷寒頭痛鼻塞及咳逆氣喘，止嘔吐，去痰下氣，去水腫氣脹。生薑汁煎服，下一切結食，除胸膈惡氣，還能破血調中去冷氣。

生薑汁還可去除胸中鬱氣、狐臭，殺腹中寄生蟲，解藥毒，除惡熱，治痰喘脹滿、寒痢腹痛、轉筋胸悶。它還能開胃健脾、散風寒。生食則發散，熟用則和中，能解因吃野禽中毒而致的咽喉腫痛。點入眼中可治紅眼病。

生薑皮味辛，性涼，無毒。它可以消浮腫，調和脾胃，去眼球上的白膜。

生薑葉味辛，性溫，無毒。將葉搗成汁飲用，可治吃魚導致的結石。

民間小祕方：

生薑加水煮沸，加入紅糖後服下發汗，可治療風寒感冒、風濕寒熱，還可以治療發熱頭痛、嘔吐等症狀。

【山薑】

山薑又名白朮，有著很高的藥用價值。食之可溫中散寒，祛風活血。可治療脘腹疼痛、勞傷吐血、跌損瘀滯、月經失調等症。將山薑煮後服用可以治療腹中冷痛；煎服，可以治療風濕四肢麻木、活血化瘀，並能解毒。此外，山薑還可以祛風通絡，理氣止痛。

山薑花味辛，性溫，無毒。山薑花可以破冷氣疼痛，止霍亂，消食殺毒，還可以調中下氣。

【小蒜】

小蒜味辛，性溫，有小毒。蒜同蔥一樣，除了作佐餐物外，還具有藥用價值。小蒜可祛毒氣、下氣，治各種蟲毒，敷在蛇蟲咬傷處有很好的效果。另外，它還可益脾腎，止霍亂吐瀉，解腹中不安，消積食、溫中調胃。

小蒜葉亦有藥效，可治心痛，解毒，治小兒發紅疹。

民間小祕方：

1. 把蒜頭搗爛，用醋拌服，可治療急性腸炎。
2. 蒜泥還可治療齲齒疼痛等症。

【大蒜】

大蒜味辛，性溫，有毒。大蒜與小蒜同屬家蒜的範疇，形狀相似，不過是根莖大小不同而已。

大蒜的營養價值很高，有人甚至將其列為保健品之首。大蒜中含有蛋白質、脂肪、糖類、鈣、磷、鐵以及維生素和胡蘿蔔素，食之可以降血脂、預防和降低動脈脂肪聚積。大蒜可強健脾胃，助腎氣，止霍亂吐瀉引起的抽筋和腹痛，驅除邪氣和瘟疫，並能治療瘧疾引起的抽氣和寒冷，敷傷風冷痛治毒瘡，解蛇蟲、溪砂毒和沙虱毒。另外，大蒜還可歸五臟，去風邪，散癰腫毒，消除毒氣。除上述外，它還可下氣消積食，化腐肉，去除風濕，破冷氣，消腹部包塊，扶正祛邪，通氣溫補，治療毒瘡疥癬等病症。食用大蒜還有抗癌功效。

【香菜】

香菜是由漢代張騫出使西域時引入內地的，它可以說是萬能菜。因其有特殊香味，常用來搭配點綴各種菜餚，深受人們喜愛。用其配菜可祛除肉類的腥羶，達到祛腥羶、增味道的功效。

香菜味辛，性溫，微毒。香菜營養價值很高，富含維生素 A、C 和鈣、鋅、鉀等微量元素。香菜可以健胃、祛風解毒、治感冒等病症，還有利大腸、利尿的功效。此外，食用香菜可以消食下氣，解表透疹，用來治療胃脘冷痛、消化不良、麻疹不透等症。

飲用半碗香菜汁，可治療嘔吐。將其根燒灰，敷在患處，可治癒小兒爛瘡。

第三章 草本植物與現代生活

　　草部在《本草綱目》中所占篇幅最大。《現代漢語辭典》中將「草」解釋為高等植物中栽培植物以外的草本植物的統稱。中醫入藥所用的草多是天然野生的。野生草多承雨露風霜、遍吸天地日月之精華，具有極其頑強的生命力。唐代著名詩人白居易就曾賦詩讚詠「遠芳侵古道，晴翠接荒城」的野草，說它們「野火燒不盡，春風吹又生」。

草篇

　　草本植物有很高的藥用價值。蒼朮，可治不育不孕、氣弱體虛；甘遂，可治水腫脹滿、盜汗背痛；黃精，除風濕、強筋骨、潤心肺、益脾胃；黃耆，排膿止痛、益氣止咳；三七，活血、止血、鎮痛；知母，治傷寒瘧疾、心煩頭痛……

【蒼朮】

　　蒼朮味辛、苦，性溫。蒼朮為多年生草本植物，高達八十公分，具結節狀圓柱形根莖，花期八至十月，果期九至十月。

　　蒼朮芳香燥烈，內可化濕濁之鬱，外能散風濕之邪，故能燥濕健脾，祛風除濕。凡濕邪為病，不論表裡上下，皆可應用，如濕阻脾胃、寒濕吐瀉，可用平胃散。風寒濕痺、風濕表證，可用九味羌活湯。配伍後也可用於治療熱痺或濕熱下注，如二妙散。蒼朮又有明目之功，可治夜盲症，可單用，或與豬肝、羊肝蒸煮同食。

　　但要注意，蒼朮辛溫燥烈，故陰虛內熱、氣虛多汗者忌用。

民間小祕方：

　　不育不孕、氣弱體虛，採挖茅山上的蒼朮刮淨後取一斤，等分成四份，分別用酒、醋、鹽水、米泔水各浸泡七天，均取出，晒乾後搗細碾末，另將小茴香、花椒各四兩入鍋炒後碾成粉末，再取陳米糊調和以上藥末，做成梧桐籽大小的丸劑，空腹時以溫酒送服，一次四十九。

【甘遂】

　　甘遂又名甘澤、白澤、苦澤、鬼醜等。氣微，味微甘辛，有刺激性。以個大飽滿、色潔白、粉性足者為佳。能瀉水逐飲，用於雙眼浮腫、胸背疼痛、婦女血瘀、小兒疳水、痰迷癲癇、噎嗝、熱氣腫滿、腳氣、痞塞及各種水病。此外，還可治療水腫脹滿、胸腹積水、痰飲積聚、氣逆喘咳、大小便不利。

民間小祕方：

1. 水腫脹滿，取炒過的甘遂二錢二分，同一兩半黑牽牛子一起搗碾成細末，加少許水入鍋煎煮，經常含服有效。

2. 大小便不通，可取甘遂若干碾末後，用生麵糊調勻，敷貼丹田穴及肚臍眼兩處，同時，以艾草炙三壯，並飲服甘草汁水。或者將等份甘遂、大戟、芫花一起碾成粉末狀，用棗泥調和做成梧桐籽大小的藥丸，每日清早用熱開水送服，一次四十九。

【黃精】

　　黃精根、葉、花都可食用，故民間稱它為「救窮草」、「仙人餘糧」等。根可入藥。

　　黃精味甘，性平，無毒。其主要功用是除風濕、強筋骨、潤心肺、益脾胃、補虛損，還能殺蟲、治五勞七傷。

將一斤蔓菁子、兩斤黃精根洗淨蒸熟、晒乾，再蒸、再晒，反覆多次，然後將它們一起搗拌成細末，飯前以米湯或溫水送服二錢，一日兩次。該方具有明目補肝、延年益壽之功效。

【黃耆】

黃耆，多年生草本植物，羽狀複葉，小葉長圓形，有毛茸。根長二三尺，獨莖或叢生。七月分開花。味甘，性微溫，無毒。一般於八月採根晒乾儲藏備用。其主要功用是能排膿止痛，治療癰瘡癧疽痔瘻等，還能益氣、止渴、壯骨強筋、補血長肉，治療腹痛瀉痢、腎虛耳聾、瘰癧癭瘤、月經失調、熱毒赤目、肺心上火、虛勞自汗以及小兒百病等。

1. 吐血，取背面為紫色的浮萍五錢，黃耆（也寫作黃耆）二錢半，一起碾成細末。用溫開水調化蜂蜜，並加少量薑末。一次以上法調製的薑蜜水送服一錢。

2. 老年人便祕，可取等量黃耆、陳皮一起碾末。一次三錢。引湯製法：將一合大麻子搗杵碾爛，煎過後取一匙蜂蜜再次煮湯。飯前以引湯調服。可長期飲服，無副作用。

【三七】

三七又名金不換。味甘、微苦，性溫，無毒。其主要功用是治療咯血、眼出血、消化道出血、尿血、外傷出血以及冠心病、心絞痛、急性咽喉炎、急慢性肝炎、高血壓、子宮脫垂、口瘡外痔等，能活血、止血、鎮痛，並有效增強記憶力。總之，三七功用很多，是一種名貴中草藥。

民間小祕方：

1. 跌打損傷、刀刃箭傷出血不止，可取新鮮三七嚼爛敷貼患處。

2. 便血，晒乾三七根碾末，以低度白酒調服，一次一至二錢，三次即可痊癒。

3. 蟲咬傷及一切癰腫，可取乾燥三七根碾末，以醋調服，一次適量。或者將新鮮三七葉嚼爛敷貼患處。

【知母】

知母又叫兒草、連母、苦心等。味甘，性寒，無毒。入藥前先將乾燥知母根放在槐木砧上銼細，再倒進木臼中搗碾成細末。其主要功用是治療傷寒、瘧疾、心煩、熱厥頭痛、咳痰腥臭，且能解射工、水毒。知母能補虛益氣、祛邪、利水、止渴、消水腫等。

民間小祕方：

1. 久咳不止，將知母根除毛切成片，取五錢，微火炒過；另取杏仁五錢放在薑水中浸泡後取出去皮並焙乾，加適量水煎煮。飯後以溫水送服。

2. 白斑，將知母根浸泡在醋中，取浸液抹塗身體局部，一日三次。

3. 妊娠失眠，取一兩知母洗淨後焙乾，碾成細末，以棗泥調和製成彈子大丸藥。一次一丸，人參湯送服。

【澤蘭】

澤蘭為唇形科植物地筍及毛葉地筍的莖葉，多生長在潮濕沼澤地。中醫入藥。味苦，性微溫，無毒。其主要功用是用於治療中風後遺症、全身浮腫、大腹水腫、瘡癰膿腫、產後水腫、小兒褥瘡、跌打損傷血瘀腫痛、女子羸弱

體虛、男子面黃肌瘦、吐血症、鼻衄血、頭風疼痛、眼疾疼痛等，能補氣血、長肌肉、利關節、通九竅、破瘀血、消浮腫。現代醫學研究證明澤蘭具有強心、抗血凝等作用，可用於治療腦震盪及其後遺症、流行性出血熱、急性黃疸肝炎以及痔瘡等。

民間小祕方：

1. 瘀腫，取生鮮澤蘭搗爛外用裹敷腫處。此方還能有效治療癰腫初起。

【沙參】

沙參又名羊婆奶，多長於沙地，白色。根含有豐富的白色汁液，可入藥。味苦，性微寒，無毒。其主要功用與人蔘、丹蔘等相似，能除寒熱、補益心肺、補虛、止心煩驚悸、養肝氣、散五臟風氣，可清肺火，治久咳不癒導致的肺炎，還可治皮膚搔癢、一切惡性瘡癤疥癬，能消腫解毒、拔除膿頭。

民間小祕方：

1. 胃痺及胸腹疼痛，可取新挖沙參根搗爛，濾去渣滓直接飲服。或將乾燥沙參藥材碾成粉末，加少量水煎煮服用。

2. 肺火咳嗽，只需將半兩沙參入鍋加適量水煮後內服。可多次服用以達到標本兼治的效果。

3. 白帶異常及白帶增多，取沙參若干碾成細末，以米湯送服，一次二錢。

【延胡索】

延胡索又名玄胡索。一般於寒露後栽種，立春後開始長苗，葉狹長，似竹葉，三月分能長到三寸高，根叢生。延胡索根可入藥。味辛，性溫，無毒。

其主要功用是治療產後出血、瘀血等症，用於月經失調，能破血、安胎，可行氣通脈，活血、止痛、利尿等。

民間小祕方：

1. 腹痛瀉痢，取乾燥延胡索根碾末三錢，以米湯送服，即能有效鎮痛，接下來調養一番，病即可痊癒。另外，將延胡索根末三錢以溫酒調服，能通利大便、止腹痛。

2. 咳嗽，取一兩延胡索根、二錢半枯礬，分別碾末，再用軟餡調和，一次含服二錢。

3. 鼻衄血，將延胡索根碾末並用綿包裹好，左鼻孔流血塞右耳，右鼻孔出血塞左耳。

【巴戟天】

巴戟天又名三蔓草、不凋草。根可入藥。入藥前須先放在酒中浸泡一夜，取出後再用銼子銼細，焙乾儲藏備用。味辛、甘，性微溫，無毒。其主要功用是治療痲瘋病、陽萎、一切風症及水腫，能補肝、補中益氣、強筋壯骨、安神定心，並可治腳氣、祛風邪。

【地榆】

地榆又名酸赭。地榆宿根三月分長苗，初苗伏地，莖直長，葉對生，青色，呈鋸齒狀，花紫黑色，根皮呈黑色，皮下紅色。地榆根可入藥。味苦，性微寒，無毒。其主要功用是明目、止汗、止痛、止渴、解毒、解酒，能止吐血、鼻衄血以及治療刀箭創傷、產後腹痛、便血、瀉痢、內傷出血、獸蟲咬傷，還能治療小兒腸道傳染病及上消化道出血，有效治療燙傷燒傷以及各種皮膚病等。

　　長期便血，取地榆根、鼠尾草各二兩，入鍋，加二升水燒煮，一次性服完湯水。一個療程不癒，可如法炮製，堅持服用。

【防風】

　　防風又名茴草、百枝、屏風。防風似青蒿但較矮小，莖、葉均為青綠色，葉的顏色較莖稍淺，五月分開花，花小，白色。果實像胡荽子但較大。根土黃色。防風根、籽、葉、花均可入藥。防風味甘，性溫，無毒。

　　防風葉的主要功用是治療風熱汗出。可煮汁內服。

　　防風花能有效治癒腿腳抽筋痙攣、不能行走、虛弱、骨節間痛以及胸腹疼痛等。

　　防風籽常作治療風症的引藥，故有「風藥潤劑」之稱。調配常食，能補益脾胃。

　　防風根的主要功用是抗炎鎮頭痛、治痙攣、解熱，能有效治癒頭風疼痛、風濕性及類風濕性關節炎、血崩、陰道炎、皮膚炎、破傷風、能行氣、祛濕、疏理肝氣、通利五臟、補中安神等。

1. 盜汗，用二兩防風、一兩川芎、半兩人蔘一起碾末，每日睡前以溫開水送服三錢。

2. 偏正頭痛，可取等份防風、白芷碾末，拌勻，以適量蜂蜜調和製成彈子大小的丸劑，一次一丸，用茶水送服。

3. 體虛汗流不止，取防風根若干，去除蘆頭，然後搗碾成細末，用浮小麥煮湯送服，一次二錢。

4. 便祕，取用麥麩炒過的枳殼與防風根各一兩、甘草半兩一起碾末，空腹以白開水送服，一次二錢，一日三次。

【貝母】

貝母又叫苦花、苦菜、勤母。中醫入藥。其主要功用是可治療肺炎、急性支氣管炎、肺結核以及風熱感冒所致的咳嗽不止，還能有效治療胃潰瘍和十二指腸潰瘍。古代醫書上記載貝母根味苦，性微寒，無毒，能發汗、止煩、止渴、化痰、潤肺、止咳、利骨髓、安五臟，還能治療疝氣（即小腸串氣。通常指腹股溝部的疝。症狀是腹股溝凸起或陰囊腫大，時有劇痛）、喉痺、破傷風、瘡瘍、眼翳等。

民間小祕方：

1. 百日咳，先取二錢甘草烤至五分熟，取出，同五錢貝母根一起碾成細末，再加入適量砂糖，攪勻，做成較大藥丸，一次服用一丸，以米湯送服。

2. 鼻衄血，將貝母烤炙過後取出碾末，用漿水送服二錢，過段時間再服一次。

3. 化痰止咳、消食除脹，取一兩貝母（去心），另加用生薑炮製過的厚樸、半夏若干，用蜂蜜調和做成小粒丸劑，以白開水送服，一次五十丸。

【白茅】

白茅，多年生草本植物，春季先開花，後生葉子，花穗上密生白毛。根莖可以吃，也可以入藥。味甘，性寒，無毒。其主要功用是活血、利尿、補中益氣、通利血脈。止吐、止咳、解酒毒，能用於治療肺熱咳喘、勞累過度、

月經失調、水腫黃疸、傷寒嘔逆等。現代醫學研究驗證白茅可治療流行性出血熱和急性傳染性肝炎等。

民間小祕方：

1. 鼻衄血，取鮮嫩茅根，洗淨後嚼汁飲服。

2. 反胃嘔吐，取茅根、蘆根各二兩，入鍋，加四升水煮至二升，一次性飲服。

3. 小便不利及虛腫，取若干白茅根、三升小豆，入鍋煮至水乾，取出茅根食小豆。

【茵陳蒿】

茵陳蒿是菊科植物濱蒿或茵陳蒿的乾燥幼苗。可入藥。味苦，性微寒，無毒。其主要功用是能治療流行性感冒和普通感冒，治療蕁麻疹、肝炎，能抗病毒、抑菌、利膽、保肝，並祛風濕寒熱等。

民間小祕方：

1. 皮膚搔癢、生風疹瘡疥，將茵陳蒿洗淨入鍋加少量水煎煮後用於洗浴。

2. 傷寒頭痛，可取生茵陳蒿切碎直接食用，或者煮熟食用也可。

【旋覆花】

旋覆花又名盜庚（金）、金錢花、金沸草等。中醫入藥。味鹹，性溫，微毒。具有抑菌消炎、鎮咳平喘、補中下氣、祛風化痰、利大腸、通血脈、潤澤肌膚的功效，可用於治療百日咳、頭暈目眩、食道及消化道癌症、風濕骨痺、驚悸、五臟寒熱等。

民間小祕方：

中風壅滯，取旋覆花洗淨後焙乾，搗碾成細末，加蜂蜜煉製成
梧桐籽大小的丸劑，每天臨睡前用茶水送服，每次五至十丸。

【大青】

大青莖葉可供中醫入藥用。味苦，性大寒，無毒。其主要功用是能治療
百日咳、小兒發高燒、感冒、病毒性肺炎、病毒性上呼吸道感染、水痘、帶
狀疱疹、毒蛇咬傷等，還能治療暑天口舌生瘡、瘟疫寒熱、熱毒風、熱毒痢、
丹毒及小兒身熱風疹等，能消渴止煩、解金石藥毒並可敷治腫毒。

民間小祕方：

1. 小兒熱毒口瘡，可取大青、黃連各適量，入鍋加三升水煎煮取一
   升，一次飲服適量，一日兩次。

2. 伏天痢疾，取大青四兩，赤石脂、甘草各三兩，阿膠二兩，豆豉
   八合，入鍋，添二斗水煮至三升，一次飲用一升，最多服兩劑
   即可痊癒。

【麻黃】

麻黃又名卑鹽、卑相、龍沙等。麻黃莖味苦，性溫，無毒。用於治療目
赤腫痛、水腫風腫、中風及傷寒頭痛，可祛邪除熱、解表發汗、止咳逆上氣，
消解紅斑、黑斑毒，能通九竅，調血脈。

麻黃根、節味甘、性平、無毒。其主要功用是止汗。一般用法是將乾燥
麻黃根節碾成粉末，外敷局部。李時珍驗證內服藥末效果較外敷更好。能用
於治療外感發熱、咳喘、急慢性支氣管炎、肺炎及支氣管哮喘、百日咳等。

1. 風濕冷痺，取麻黃莖五兩、桂心二兩，一起碾成細末，加二升酒，微火煎至黏稠狀，用熱酒送服，一次一匙。服藥期間應避風。

2. 傷寒黃疸，取一把麻黃，去節後用綿裹好，入鍋，倒五升酒一起煮至半升，一次性飲服完，待汗出即癒。若是春天，製藥時用水煮即可。

3. 成人盜汗不止，取等量麻黃根、椒目，一起碾成細末，每次用溫酒調服一錢。並將麻黃根、節、舊蒲扇一起碾末，拌勻，均勻撲敷局部。

【馬鞭草】

多生於低窪地，春季長苗，莖方形，葉對生，夏季開細花，紫色，長穗，馬鞭草籽較小，根小、白色。馬鞭草苗、葉均可入藥。味苦，性微寒，無毒。其主要功用是消炎、鎮痛、抗病毒、殺菌，能用於治療流行性感冒、瘧疾、痢疾、血吸蟲病、大葉性肺炎、肝炎、口腔炎、白喉、百日咳、濕疹、疔瘡、腫瘤、尿血、陰道炎等。一般用法是將馬鞭草苗葉搗爛煎熬成飴糖狀，於飯前用酒送服。

1. 瘧疾、多痰、暴冷暴熱，取若干生鮮馬鞭草搗爛聚取五合汁液，用酒二合分兩次調服。

2. 大腹水腫，取馬鞭草、鼠尾草各十斤，入鍋，加一石水煮至五升，濾去渣滓，再添火煎至濃稠狀，加適量澱粉調和做成大豆大小的丸藥，以溫水送服，第一次可服二～三丸，以後每次劑量可加到四～五丸。

3. 悶脹煩渴、身體瘦弱、皮膚乾燥無光澤，取馬鞭草若干搗碎，避火晒乾，入鍋，加酒或水煮至味出，濾渣取煮液，乘溫熱直接飲服。

【蒺藜】

　　蒺藜，一年生草本植物，莖平鋪在地上，羽狀複葉，小葉長橢圓形，開黃色小花，果皮有尖刺。籽可入藥。蒺藜籽味苦，性溫，無毒。其主要功用是利尿、降血壓，可用於治療高血壓病、疔癤癰疽及疣、皮膚搔癢症、白斑、慢性支氣管炎、頭痛、咳逆傷肺、腹部腫脹、尿頻、尿血、陰囊腫痛、遺精、痔瘻、便祕，可除蛔蟲、袪燥熱、降氣除煩、明目、強身健體。

民間小祕方：

1. 腰痠背痛，可取蒺藜籽若干搗杵成細粉末，加蜂蜜調和製成胡豆大小的丸藥，用酒送服。一次二丸，一日三次。

2. 遍身浮腫，取蒺藜籽若干，每天煮水洗浴。

3. 感風便祕，取炒過的蒺藜籽一兩，另制取五錢去皮並燒炙酥軟的豬牙皂莢（形體較小、像豬牙的）五錢，均碾成粉末，拌勻，用加鹽的溫水送服，一次一錢。

【谷精草】

　　谷精草又名流星草、文星草、戴星草。多生於收割稻穀後的荒田中，叢生，葉似嫩穀苗，莖頭開小白花。花可入藥。一般於九月採集備用。味辛，性溫，無毒。可主治頭風疼痛、眼翳、風火牙痛、喉痺、瘡癤疥痘及痘後生翳膜，有止血的功效。

1. 頭風疼痛、眉棱骨痛，取谷精草二錢，地龍三錢，乳香一錢，合碾成細末，攪勻後，每次取半錢藥末裝入煙筒或捲入紙桶中，點燃燻入鼻中。

2. 流鼻血，將谷精草若干碾細成末，以熟麵湯送服，一次二錢。

【半邊蓮】

半邊蓮，性喜陰濕，多生於低窪地，鋪地蔓生，秋季開花，花形小，淡紅紫色，花瓣呈半包圍狀。全草入藥。味辛，性平，無毒。其主要功用是能解蛇毒、利尿、利膽、催吐等，可有效治療蛇咬傷（取新鮮半邊蓮，搗爛濾汁飲服，以渣外敷傷口）、急性腎炎水腫、血吸蟲病、癰腫疔毒、疱疹、濕疹、肝癌、腦瘤等。

瘧疾突冷突熱及寒痰氣喘，可分別取二錢生鮮雄黃和半邊蓮，搗揉成泥狀，用粗瓷碗倒扣住，待藥泥顏色轉青時，加熟黏稠米飯調和製成梧桐籽大小的丸藥，於飯前用鹽開水送服，一次九粒。

【大黃】

大黃又稱黃良、火參、膚如、將軍等。生長於高山，莖紅色，葉闊大，根有碗口粗。大黃根可入藥。一般於八月採挖大黃根，切片陰乾後儲存備用。味苦，性寒，無毒。其主要功用是能鎮痛、止血、活血散瘀、抑菌、消炎、抗病毒、抗腫瘤、解痙攣抽搐、降溫、利尿，能有效治癒肺咯血、鼻衄、跌打損傷出血、胃及十二指腸出血、各種皮膚病、燒傷燙傷、細菌性痢疾、腎功能衰減、消化不良及便祕，可下瘀血、除寒熱、破腫塊、平胃下氣、調中消食、通利大便、調血脈、通利關節等。

民間小祕方：

1. 吐血且胸中有刺痛感，取藥用大黃根一兩，搗杵成細末，每次取一錢藥末，入鍋，加一合生地黃汁、半盞水一起煮沸三到五次，隨時飲服。

2. 心氣不足常吐血或流鼻血，取二兩大黃根，另取黃芩、黃連各一兩，入鍋加三升水煎煮，濾取汁液，溫熱時內服。

【大戟】

大戟又名下馬仙。多生於平原、沼澤，直莖可高達二三尺，中空，折斷有漿汁。根可入藥。味苦，性寒，微毒。李時珍認為採得大戟根洗淨後應先入鍋加漿水煮軟，除去根基底的莖稈，晒乾後備用。其主要功用是能治療腹部脹痛、各種水腫、中風、頭痛、嘔吐、癰腫、風毒、腳腫、溫瘧、皮膚疼痛，可發汗、通月經、利大小便。一般用法是取大戟根若干煮水洗浴。

民間小祕方：

氣喘、水腫及小便淋漓，可取炒過的大戟根二兩，另加半兩炮製薑塊，一起搗杵成細末，用薑湯送服，一次取用三錢混合藥末。此方還可有效治癒便祕。

【蓖麻】

蓖麻，一年生或多年生草本植物，葉子大，掌狀分裂。種子叫蓖麻籽，榨的油叫蓖麻油，工業上用作潤滑劑，醫藥上用作瀉藥。也叫大麻籽。味甘、辛，性平，微毒。其主要功用是能引產、殺蟲、瀉下、強心。搗爛取汁，塗於孕婦手心、足心，有助於催產。蓖麻籽搗爛還可敷治疗癬瘡癩、水火燙傷燒傷、腫毒、丹瘤、腳氣、虛風寒熱、針灸入肉等，能通經脈利關竅、消腫止痛、拔膿排毒。製成膏藥貼，還能吸除毒氣、病氣。

民間小祕方：

1. 皮膚搔癢、浮腫，可用蓖麻油塗抹。

2. 頭髮枯黃，取蓖麻籽仁若干，入鍋加香油適量煎至焦黃，揀盡渣
   滓，三天後用所得油液反覆刷塗頭髮。長期堅持使用此方，能
   使枯黃頭髮變得順滑且烏黑亮麗。

3. 腳氣痛癢，可選取飽滿蓖麻籽七粒，剝除殼後搗爛，與蘇合香丸
   一起貼腳心處即可止痛癢。

【藜蘆】

藜蘆又叫山蔥、蔥葵，一年生草本植物。根可入藥。味辛，性寒，有毒。
其主要功用是抗病毒、降血壓，可用於治療驚風、驚癇、小兒喘息痰疾、咳
嗽氣逆、喉阻塞不通、胸膈風涎、鼻息肉、頭部疥瘡搔癢、馬疥癬、各種惡瘡、
痢疾等。

民間小祕方：

1. 中風痰積，取十分藜蘆與一分鬱金，均搗碾成粉末，每次取一小
   撮藥末，取一盞溫漿水沖服，待痰吐出即癒。

2. 鼻息肉，以三比一的比例取藜蘆與雄黃各若干，一同入杵臼搗碾
   成細末，加蜂蜜調拌後，點入鼻中，注意避開鼻息肉兩邊。一
   日三次，直到息肉自然消失。

【射干】

射干又叫烏蒲、烏扇、野萱花、紫金牛等。屬鳶尾科植物。根可入藥。
味苦，性平，有毒。能消炎、促進唾液分泌，用於治療慢性咽炎、支氣管炎、
鼻竇炎等，能清熱降火、祛積痰、舒結氣、除口臭、消腫毒、破腫塊、散瘀血，
可通利大腸、增強食慾、明目養肝。

民間小祕方：

1. 大小便不通、久治無效，最好取生長在水畔的射干根，搗爛碾末，
   飲服一盞。

2. 傷寒感冒、咽喉腫塞，取生射干根搗碎，入鍋，加豬油煎至焦熟，
   揀除渣滓做成紅棗大小丸劑含服。

【商陸】

商陸又叫當陸、章柳、馬尾。根可入藥。味辛，性平，有毒。其主要功
用是能祛痰、止咳、破腫毒、疏導五臟、消散水氣、通利大小便、抗腫瘤、
抑病毒、降血壓等，可用於治療氣管炎、腫瘤、水腫、消化道出血、腎結石、
毒蛇咬傷、疝氣、癰腫（外用敷貼）、咽喉堵塞、惡瘡、蠱毒等。

民間小祕方：

1. 水腫，取白商陸根（去皮）均勻切碎，入鍋加三升水煎煮至一升，
   另取適量粟米，熬煮成粥，每天空腹食用。

2. 一切腫毒，挖取生嫩商陸根，入臼加少量鹽一起搗爛敷貼患處，
   一日兩次。

【白芷】

白芷又稱茝蘺、澤芬。多年生草本植物，開白花，果實長橢圓形，根粗大，
圓錐形，有香氣，根、葉均可入藥。沐浴時加入若干白芷葉，不僅能有效除菌、
抗病毒，還能治療風痧搔癢、蕁麻疹、丹毒。

白芷根味辛，性溫，無毒，用途更加廣泛。可用提煉製作潤膚油，使顏
面亮白盈香，且能治傷風頭痛、頭暈腦眩、貧血頭脹痛、跌打摔傷、蛇蟲咬傷，
還可緩解砒霜毒性。總之，白芷的功效在於平喘、止痛、消炎抗菌。

另外，白芷葉煮水煎湯用於洗浴，能有效抗病毒，除細菌，可治療蕁麻疹、風痧搔癢、丹毒等。

【牡丹】

牡丹又名木芍藥、花王。屬落葉灌木，葉子有柄，羽狀複葉，小葉卵形或長橢圓形，花大，單生，通常紅色、粉紅或粉白，是著名的觀賞植物。

牡丹根與皮都能入藥，入藥時稱丹皮。味辛，性寒，無毒。其主要功用是能治療中風抽搐、惡寒發熱、頭疼腰痛、風瘡疥癩，能祛瘀血、通血脈、利關節、強筋骨、除風痺。現代醫學研究證明牡丹根皮能消炎、抑菌、降溫、解熱、鎮痛、解痙、安神，能用於治療各種皮膚病、過敏性鼻炎、肢體疼痛、高血壓等。

民間小祕方：

將等量的丹皮、防風碾末，用溫酒送服，一次二錢，對治療小腸串氣所致的腹部脹痛有神效。

【茉莉】

茉莉為常綠灌木，葉子卵形或橢圓形，有光澤，花白色，香味濃厚。供觀賞，花可用來燻製茶葉。茉莉花味辛，性熱，無毒。可提煉製作茉莉花霜、油等，用作護顏美髮。

茉莉根性熱，有毒。可作麻醉藥用。取茉莉根一寸磨碎，以酒送服，可令跌損骨折或骨節脫臼需接骨者昏迷一天以便施行接骨手術。注意，若茉莉根用量增加一倍，則昏迷遞增一天。故應掌握用量。

民間小祕方：

　　肺熱咳嗽、痰中帶血、便血、月經失調等，可取適量銀耳入鍋加水煮沸後，再撒入若干茉莉花。煮銀耳時可按各人口味加入鹽、味精、料酒等佐料。此藥方還能治療老年性支氣管炎、頭暈耳鳴、慢性咽炎、高血壓、冠心病，可滋補神經衰弱、病後體弱等。

【芍藥】

　　芍藥為多年生草本植物，羽狀複葉，小葉卵形或披針形，花大而美，有紫紅、粉紅、白等顏色，供觀賞。以揚州所產芍藥入藥最好。芍藥一般十月發芽，春季才生長，三月開花。品種繁多，一般取單葉芍藥的根入藥。芍藥根味苦，性平，無毒。顏色與花的顏色相應。

　　芍藥根具有利尿、止瀉痢、瀉肝火、降胃氣、緩中益氣、安脾肺、補五臟、除水濕、消癰腫、活血散瘀、通利血脈、退熱除煩、止痛、止咳、明目等功效，多用於治療小便淋瀝、痢疾、目赤腫痛、腸胃壅滯、驚狂頭痛、癰腫疼痛、瘡疥癍癬等症。現代醫療驗證，白芍根具有解熱、解痙、定驚、安神、鎮痛、消炎、抗菌及提高免疫力的功效，臨床用於治療胃炎、潰瘍、痔瘡、痙攣、疼痛症、冠心病、慢性鼻炎等。

民間小祕方：

1. 魚刺鯁咽，直接取白芍根嚼汁嚥下。

2. 瘡痘腫痛，以酒送服白芍根粉末，一次半錢。

3. 腳氣癢痛，將白芍根六兩、甘草一兩一起搗碎碾末，用白開水沖服。

4. 鼻流血不止，取紅芍根研末，加水煎服二錢即止。

【薄荷】

薄荷又名仁丹草，多年生草本植物，莖有四棱，葉子對生，花淡紫色，莖和葉子有清涼的香味，可以入藥，提煉出來的芳香化合物可加在糖果、飲料裡。蘇州所產薄荷為藥用首選。其莖葉味辛，性溫，無毒。用作菜餚經常食用，能清潔口腔、消除疲勞並有補腎之功效，對治療傷寒頭痛、小兒風涎、疥癬瘡癩、風痧搔癢、消化不良、心腹脹滿等有明顯療效。另外，用薄荷葉塞鼻可止鼻衄血，外用可敷治蜂蛇咬傷。

民間小祕方：

1. 吐字含混不清或結巴，取天然薄荷葉洗淨，用薑汁、蜂蜜調勻抹塗即可。

2. 目赤腫痛及糜爛，用生薑汁將適量薄荷浸泡一夜，晾乾後研末，一次取一錢用開水沖泡，拭洗眼睛，效果良好。

【蘭草】

蘭草又名孩兒菊、女蘭、香草、都梁香、千金草。性喜潮濕，多生於水邊低窪處。莖紫色，節紅色，葉綠色，叢生。春季開花。現在人們稱其為佩蘭、建蘭。蘭草味辛，性平，無毒。蘭草主治百日咳，有化濕、清暑之功效。

民間小祕方：

1. 加水煎煮蘭草葉，內服可解吃牛、馬肉等引起的中毒，外洗擦可治療各種風病。

2. 可提煉製成芳香潤髮劑。用於洗抹頭髮，能使頭髮烏黑亮麗、清香盈盈。

【馬蘭】

馬蘭又名紫菊，多年生草本植物，葉互生，披針形，邊緣有粗鋸齒，花紫色，形狀跟菊花相似。多生長於湖澤潮濕處。味辛，性平，無毒。根葉均可入藥。搗生根葉為末，塗敷蛇咬傷效果好。

民間小祕方：

1. 腸結疼痛，取馬蘭根或葉咀嚼咽汁便可止痛。

2. 取甘草、馬蘭若干，加醋用小木槌捶打搗爛後敷於患處，對治療丹毒等有奇效。

3. 瘧疾發作之日的清早，可服用馬蘭根葉搗成的汁水。

4. 外傷出血，只需取馬蘭根葉、旱蓮草、櫃子葉、松香搗碎後敷於傷口即可。

【鬱金香】

鬱金香，多年生草木植物，葉闊披針形，有白粉，花通常為鮮紅色，花心黑紫色，花瓣倒卵形，結蒴果。供觀賞，根和花可入藥。鬱金香花味苦，性溫，無毒。可除臭、解蠱毒，並可提煉製成香藥。鬱金香根可止尿血，治耳痛，止痔瘡腫痛。

民間小祕方：

1. 將鬱金香根碾末，加一把蔥白，用適量水煎至三分熟，溫水送服，一日三次，對尿血患者有顯著療效。

2. 取鬱金香根研末一錢，用水沖調後滴入耳內，再立即倒出，可有效治療耳痛。

3. 鬱金香根研末，用少許水調和後塗敷，可止痔瘡腫痛。

【香薷】

香薷，一年或多年生草本植物，莖呈方形，紫色，有灰白色的毛，葉子對生，卵形或卵狀披針形，花粉紅色，果實棕色。莖和葉可以提取芳香油。全草入藥。味辛，性微溫，無毒。能消水腫、治腹痛吐瀉，香薷煮汁飲服半斤，可治肌肉痙攣萎縮，碾末以水沖服可止鼻出血，可消除口腔異味、降火除煩熱、治腳氣。

民間小祕方：

1. 春天以香薷代茶泡飲，有益胃臟，能消暑、預防熱病。

2. 將一斤香薷葉和一斗水熬煮後去渣，再熬成膏狀，加白朮碾末七兩，調和製成梧桐籽大小的丸藥若干，每次用米湯送服十丸，每天日服五次，夜服一次，可有效治療水腫。

【荳蔻】

荳蔻即草荳蔻，大小如桂圓，但稍長於桂圓，皮黃白色。花、仁可入藥。

荳蔻花味辛，性熱，無毒。其功用是治霍亂、調中焦、解酒毒、補胃氣、降氣止嘔逆等。

荳蔻仁味辛、澀，性溫，無毒。可治胃虛嘔逆、飲食不振、瘧疾、腹脹氣短胸悶以及口臭等症。

民間小祕方：

1. 瘧疾，將等份草荳蔻仁、熟附子、二枚紅棗、七片生薑、二盞水，煎煮至一盞，以溫開水送服，療效好。

2. 腹脹氣短胸悶，取一兩草荳蔻仁，去皮碾末，以木瓜燉生薑湯送服，一次半錢。

3. 口臭，取草荳蔻仁、細辛若干，碾末漱口。

【肉荳蔻】

針對草荳蔻而命名。去殼取實入藥。味辛，性溫，無毒。消食溫胃、止瀉，主治寒氣入內所致胸脹腹痛、小兒吃奶吐瀉及霍亂吐逆。

民間小祕方：

瀉痢，煨肉荳蔻實一兩，木香三錢，均碾成粉末，和紅棗肉泥調勻製成丸藥，用米湯送服，一次五十丸（丸藥每粒如梧桐籽大小）。

【白荳蔻】

白荳蔻除皮炒用可入藥。味辛，性大溫，無毒。小兒因胃寒所致吐乳，中醫常用白荳蔻仁、砂仁各十四個，生甘草、炙甘草各二錢，研末，置入小兒口中，療效好。還可治白內障、解酒毒、除瘧疾寒熱，具有寬胸消食、補脾益肺、行氣、收斂等功效。

【益智子】

益智子主要功效是益脾長智，故得名。味辛，性溫，無毒。

民間小祕方：

1. 尿頻可取若干鹽炒益智子、烏藥碾末，和酒煮山藥粉糊成梧桐籽般大小的藥丸，飯前以鹽開水送服七十丸，療效顯著。

2. 女子血崩，取炒乾的益智子碾末，料酒加鹽送服一錢，有奇效。

【當歸】

　　當歸，多年生草本植物，羽狀複葉，花白色，傘形花序。有許多細根，果實長橢圓形，整個植物有特殊香氣。根可入藥。味甘，性溫，無毒。因其具有調血的功用，是治療婦科疾病的一味重要中草藥，古人便賦予它以「思夫、盼夫速歸」之意，故名當歸。後來人們便常借它來表達思念親人、友人的情懷。

　　民間小祕方：

1. 衄血不止，取焙乾當歸研末，米湯送服，一次一錢。

2. 瘧疾，取當歸一兩，以水煎服，一日一劑。

3. 外傷出血、失血眩暈、產後血崩，當歸二兩、川芎一兩，一次取五錢，加七分水、三分酒，煮至七分熟，熱水送服，一日兩次。

4. 便祕，取適量白芷、當歸，碾末，用米湯送服，一次二錢。

【丹蔘】

　　丹蔘又叫赤蔘，紅色。按照五色療法的原理，赤色入心，可主治各種心病。一年生草本植物，一般春二月發芽，三到九月開花，花呈紅紫色，穗狀。根可入藥。味苦，性微寒，無毒。一般秋季採挖丹蔘根，整修洗淨，潤透後切片，晒乾，可生用或酒炒後服用。其功用是活血去瘀、涼血止痛。對治療女子月經失調、痛經、停經有良效，還可安神定心、治心煩失眠，能消腫清熱等。

【積雪草】

　　積雪草，蔓生草本植物，莖細而剛勁，葉子圓形，約如銅錢大小，能當生菜吃。農曆八九月分採摘的莖葉最適宜入藥。味苦，性寒，無毒。其功用

主要是用於治療各種皮膚病，如通身發熱、發紅，皮膚生大熱惡性瘡癤、癰疽等。

民間小祕方：

1. 將積雪草莖葉搗汁飲服，對治療小兒熱病、發高燒有奇效。

2. 取適量積雪草莖葉，碾汁，濾去渣滓，點入眼瞼內，可有效治療紅眼病。

【人蔘】

人蔘，多年生草本植物，主根肥大，肉質，黃白色，掌狀複葉，小葉卵形，花小，淡黃綠色，果實扁圓形。根和葉都可入藥，有滋補作用。味甘，性微寒，無毒。其主要功用是能滋補五臟六腑，安神補腦明目，主治五勞七傷、體質虛弱、傷寒所致飲食不振及驚悸虛虧多夢等。經常服用，可延年益壽，是一味名貴滋補藥。人蔘在儲藏時，應注意防蟲蛀食，可置於新容器中密封保存。

【獨活】

獨活又名長生草、羌活、護羌使者等。根可入藥。味苦或甘，性平，無毒。獨活是製作風濕骨痛膏藥的最主要成分之一，對治療關節炎、風濕骨痛、頸椎腰疼、四肢風寒痠痛有顯著功效。

民間小祕方：

1. 取去皮或焙乾獨活根、防風、紅豆等份碾末，嗅入鼻中，對治療太陽穴疼痛有奇效。

2. 將焙乾獨活根若干以酒煎煮至溫熱，漱口即可止風牙腫痛。

【白朮】

　　白朮，多年生草本植物，葉子橢圓形，花紅色。根狀莖，中醫入藥。味甘，性溫，無毒。具有健脾益氣、燥濕利水、生津止渴等功能，是傳統的補氣藥。現代醫療研究成果表明，白朮具有免疫調節、延緩衰老、利尿、降血糖、抗菌、保肝、抗腫瘤以及強身健體的功效。

【甘草】

　　甘草別稱國老。多年生草本植物，莖有毛，花紫色，莢果褐色。根有甜味，可入藥，又可做菸草、醬油等的香料。味甘，性平，無毒。具有強肌健身、輕身延年的功效。採集甘草根，去蘆頭及皮，陰乾後直接食用，可清熱解表瀉火；加水煎煮後，可有效治療咽喉腫痛、祛除邪熱，頤養元氣，具有潤肺補脾之功效。古人還發現甘草能解七十多種礦物毒及一千二百種草本植物和木本植物的毒，各類藥方中很少有不用它的。因而，甘草被稱為眾藥之主。現代醫學研究表明，甘草具有消炎、抗病毒、免疫調節等作用，能祛痰止咳、降血脂、抗腫瘤，可有效治療肺結核、慢性咽炎、支氣管哮喘、鼻竇炎、肝炎、皮膚炎、皮膚搔癢、凍瘡、燒傷、燙傷、皮膚皸裂、腰腿痛以及食物中毒等。

民間小祕方：

1. 咽喉腫痛，取炒甘草二兩；另取桔梗一兩，用水浸一夜後取出，同炒甘草一起入鍋加水適量、阿膠半斤，煎煮後服用湯液。

2. 傷寒驚悸，將二兩甘草入鍋，加二升水煮至一升，濾去渣滓，連服七日，一日一次，一次適量。

3. 慢性支氣管炎、肺結核咳嗽等，取生甘草與蜜棗適量，入鍋煮湯服飲。

【黃連】

黃連，多年生草本植物，莖高三四寸到一尺不等，羽狀複葉，花小，白色。根莖可入藥。味苦，性寒，無毒。其主要功用是清熱下火、止渴、消腫痛、利五臟等。

民間小祕方：

1. 取黃連五錢、酒兩盞，入鍋煎煮約七分熟，倒入三錢黃醋，調勻後趁熱服食，可有效防治破傷風。

2. 肝火疼痛，可取黃連、薑汁若干，一起入鍋炒過，碾末，用稀粥調勻，團成小藥丸若干，一次三十丸，溫開水送服。

【胡黃連】

胡黃連，以其功用性味與黃連相似且又出自古波斯國，故得名。根可入藥。味苦，性平，無毒。其主要功用是補肝膽、明目、益腸胃、止冷熱瀉痢、治痔瘡等。

【黃芩】

黃芩，葉青色、細長、叢生、兩兩相對，六月開花，紫色。根可入藥。味苦，性寒，無毒。其主要功用是降火除煩熱、止瀉痢、疏通小腸、治胃熱、腹痛、風熱頭痛等。李時珍二十歲時感冒咳嗽持續時間較長，導致肺熱痰多、咳嗽不止，服了一味黃芩湯，肺熱即退、咳嗽亦止。

民間小祕方：

用清金丸療肺熱。清金丸的具體製作方法是取黃芩根炒後碾末，用水調和，製成如梧桐籽大小的丸藥，一次二三十丸，開水吞服。

【桔梗】

桔梗，多年生草本植物，葉子卵形或卵狀披針形，花暗藍色或暗紫白色。供觀賞。根可入藥。味苦，性微溫，有小毒。其主要功用是補血氣，利五臟、腸胃，治咽喉腫痛、寒熱風痺、腹中冷痛、口舌生瘡、目赤腫痛等。

民間小祕方：

1. 取桔梗、陳皮、半夏各三錢，外用五片生薑，置炒藥鍋內，倒入二盞水，煮至約一盞，飲服可治傷寒腹脹。
2. 牙齦腫痛，可將桔梗、薏仁等份研末，溫水送服。

【柴胡】

柴胡，一年生草本植物，二月長苗，芳香濃郁，莖堅勁，青紫色，根淡紅色，花黃色。根可入藥。味苦，性半，無毒。有鎮靜、止痛、止咳、解熱、抗炎作用。

民間小祕方：

伏暑瀉痢，取同等分量的柴胡、黃芩，加入酒與水各半煎煮至七分，待冷後，飯前飲用。

【天麻】

天麻有風時不動，無風卻自行搖曳。多年生草本植物，地下莖肉質，地上莖杏紅色，葉子呈鱗片狀，花黃紅色。塊莖可入藥。味辛，性溫、平，無毒。其主要功用是通血脈、補陰助陽、益氣力、消癰腫、治頭痛眩暈、癱瘓、中風不遂等。

民間小祕方：

腰腿疼痛，取天麻、半夏、細辛各二兩，拌勻，等份分裝入兩個絹袋，入鍋蒸熟後，交替熨敷痛處，待到出汗，即可止痛。幾天後可重複一次。

【升麻】

升麻，一年或多年生草本植物。春季長苗，葉子為青色，四五月分開白花，六月結黑色的果實，根多鬚，紫黑色。升麻根可入藥。味甘、苦，性平、微寒，無毒。可解各種毒、辟瘟祛邪，治口舌生瘡、咽喉腫痛、寒熱頭痛、時氣毒癘、癰腫豌豆瘡、小兒驚癇，能發浮汗、補脾胃、化瘀血、消斑疹、止瀉痢等。

民間小祕方：

1. 伏暑熱痱搔癢，可取升麻若干煎湯，內服並外洗抹患處。

2. 明目去翳，取升麻、樸清、梔子、大黃、犀角、黃芩各二兩，豆豉二升，稍煮後碾末，加蜂蜜調勻，做成梧桐籽大的丸藥，溫水送服。

3. 胃熱牙痛，升麻煎湯，或將等份升麻與生地黃一起煎湯，趁熱含嗽可解毒止痛。

【白芨】

白芨又名連及草。多年生草本植物，葉子長，開紫紅色花，地下塊莖白色，中醫入藥。味苦，性平，無毒。能生新肌止疼痛去疤痕、治腸風痔瘻、結熱不退、痢疾、各種風病、溫熱瘧疾以及紅眼病等，還能去除白癬疹疥。

民間小祕方：

1. 皮膚因寒冷乾燥而裂開，取白芨末若干，加少許水調和，塗抹裂口，注意上藥後避免接觸水。

2. 燙傷燒傷，用白芨末加適量油調勻，塗敷燙燒處。

3. 癰瘡腫痛，取半錢白芨末，加適量水調和，濾淨後，取厚紙一張，包紮患處。

4. 跌打骨折，用酒調勻二錢白芨末，內服，功效顯著。

【白蒿】

白蒿，開小花，葉子羽狀分裂，氣味濃郁。苗根可入藥。味甘，性平，無毒。其主要功用是益氣補中、滋生毛髮、明目、聰耳、開胃健脾，解食河豚中毒，治風寒濕痹，利五臟等。

【艾】

艾，多年生草本植物，葉子有香氣，可入藥，內服可作止血劑，又供灸法上用。也叫艾蒿或蘄艾。葉、實中醫入藥。葉苦，性微寒，無毒。艾葉煎服有止血功效，也可用作灸百病（見火部。艾火），治瀉痢、吐血。艾實味苦、辛，性溫，無毒。可聰耳明目。

民間小祕方：

1. 傷寒時所致頭痛，取乾淨艾葉三升，入鍋加一斗水煮至一升，一次性服用，待汗出即癒。

2. 頭風疼痛，取艾葉（新鮮）搗碎揉搓成丸，經常放在鼻孔下嗅一嗅。

3. 脾胃冷痛，將白艾焙乾碾末，以沸水沖服，一次二錢。

【車前草】

車前草俗稱蛤蟆衣或地衣，古書上稱其為芣苢或寫作芣薏。如《詩經》中的名篇《芣苢》。中醫入藥。味甘，性寒，無毒。其主要功用是利小便、明目、補五臟，化瘀血，治金屬創傷、便血、尿血，止鼻衄血等。

民間小祕方：

1. 鼻衄血，取生車前葉若干，搗出汁水，直接飲用即可。

2. 小便淋瀝，可用一斤車前草，添三升水下鍋煮至一升半，分三次
   服用，也可加桑葉汁或冬瓜汁一起飲服。

【蒼耳】

蒼耳，葉青白色，莖柔細蔓生，可食用。全草入藥。

蒼耳實味甘，性溫，微毒。其主要功用是治療四肢痙攣、風濕麻痺、風寒頭痛、瘑瘡疥癬搔癢等，能祛風補益、明目聰耳、健身益智。

蒼耳莖葉味苦、辛，性寒，微毒。治療風濕骨痛、頭風疼痛、毒入骨髓，六七月可將改採莖葉晒乾碾末，以溫開水送服一～二匙；十一、十二月所製蒼耳莖葉末則用酒送服。

民間小祕方：

1. 取蒼耳葉，搓碎後含於舌下，能去眼黃、除涎、治嗜睡。

2. 將蒼耳莖葉晒乾研末製成丸藥（梧桐籽大小），一次二三十丸，
   一日三次，溫水送服，治療瘡癧疥疤有神效。

【雞冠花】

雞冠花，葉子青而柔軟，可食用。花有紅、白、黃三種顏色，因花形如雞冠故得名。全草入藥。味甘，性涼，無毒。雞冠花苗的主要功用是治療痔瘡。籽入藥用於治療月經失調。花可用來治療痔瘡出血等。

【連翹】

連翹又稱旱蓮子。形狀像心形，由兩片合成，果仁有香味。其主要功用是消炎除菌抗病毒，解熱，止吐。連翹莖葉主要可用於治療心肺積熱。

連翹根味甘，性寒、平，微毒。能明目、降火、減脂肪、抗衰老等。

民間小祕方：

取適量連翹煮水洗浴，用在刀上輕拭擦過的綠礬加麝香貼敷患處，可有效治療痔瘡腫痛。

【益母草】

益母草，二年生草本植物，莖直立，方形，基部的葉子有長柄，略呈圓形，並呈掌狀分裂，裂片狹長，花淡紫紅色，堅果有棱。莖葉和籽均可入藥。

益母草籽味辛、甜，性溫，無毒。其主要功效是輕身、明目、聰耳、潤膚、養精蓄銳、抗衰老、除水腫，治療頭痛心煩、血逆高燒，止渴潤肺喉、通血脈、補中益氣、養肝、安神定心、順氣活血等。

益母草莖味辛、稍苦，性寒，無毒。取益母草煮水抹洗，治療蕁麻疹有良效。搗汁內服，能消腫。直接用益母草莖葉抹塗，可解丹毒、消疔腫。將益母草莖葉搗汁，滴入耳內能有效治耳聾。搗碎敷貼可解蛇蟲毒。可有效治療尿血、瀉血、瀉痢、痔瘡，以及大小便不通、跌打後內傷及瘀血。

【水蓼】

水蓼性喜潮濕，多生於水邊，故得名。又稱澤蓼，與水仙並稱水邊雙豔。一年生草本植物，葉子披針形，花淡綠色或淡紅色，果實卵形，扁平。莖葉有辣味。全草入藥。味辛，無毒。其主要功用是消炎、止血。

民間小祕方：

嚴重腳氣患者，取若干水蓼莖、葉煮水沐浴，療效顯著。

【菊】

菊，多年生草本植物，葉子有柄，卵形，邊緣有缺刻或鋸齒。秋季開花。經人工培育，品種很多，顏色、形狀和大小差異很大，是觀賞植物。有的品種如杭州白菊等全草入藥。味苦，性平，無毒。其主要功用是明目、清火、養肝血、抗衰老、利五臟、安腸胃、治腰痛、除煩。白菊有烏髮功用。

民間小祕方：

感冒頭痛發燒，可取陰乾白菊花若干，煮沸水沖泡（白菊味苦，可加入適量白糖）後作茶飲。長期飲用菊花茶，不僅能生津止渴，還能止咳逆、利肺氣、降鬱火並有效預防感冒。

【野菊】

野菊味苦、辛，性溫，微毒。野菊的主要功用是解毒降火，治療疔腫等，可將野菊連莖搗爛，加適量酒煎煮，趁熱飲服，添衣蓋被髮汗，再用藥渣敷貼患處，很快即可痊癒。

【地黃】

地黃以長在黃土地上的為上品。葉狀如白菜，有毛，無光澤，葉面深青色。莖上開花，紅黃色。果實像小麥粒。根皮赤黃色，晒乾後黑色。

干地黃味甘，性寒，無毒。其主要功用是治療血虧氣弱、元氣大傷、風濕麻木、跌打損傷、男子五勞七傷，利耳目、通血脈、增氣力、強筋壯骨、安神定心、補腦益智，療驚悸、腹痛，止吐血、鼻衄血，涼血、生血，補腎、潤膚美容，祛熱等。

生地黃性主寒。能散瘀血、解熱，搗汁飲服能止吐血鼻衄血。

熟地黃味甘，性溫，無毒。能生精補血、生肌長肉、滋補五臟、通血脈、黑鬚髮、利耳目、治內傷所致體弱氣虛、男子五勞七傷、女子月經失調、產前產後各種疾病。另外，將若干地黃葉搗爛，敷貼事先用鹽水消毒過的患處，可有效治療瘡瘤疥癩等。四月分採摘地黃實，陰乾後碾成細末，一日三次，溫水送服。功效與地黃相同。

地黃花碾末直接食用，其功效與地黃相同。

民間小祕方：

腎虛腰痛，可將適量地黃花碾作細末，以酒送服，一日二次，療效顯著。

【夏枯草】

夏枯草又名燕面、鐵色草。葉對生，有細齒，背面白色多紋路。莖中長穗，約一二寸長，穗中開花，淡紫色，花型小。莖、葉中醫入藥。其主要功用是降血壓、降血糖、抗菌、解毒等。

民間小祕方：

肝虛目痛、淚流不止、筋脈疼痛、懼怕陽光等，可取夏枯草半兩、
香附子一兩，均碾成細末，一次飲服一錢，用蠟茶水送服。

【苧麻】

苧麻，多年生草本植物，莖直立，高可達七尺，葉子互生，卵圓形或心
臟形，花綠色，單性，雌雄同株。莖皮纖維潔白有光澤，拉力耐熱力強，是
紡織工業的重要原料。根可入藥。味甘，性寒，無毒。其主要功用是安胎、
解丹毒、止渴等，可治療泌尿道結石、上消化道出血等。另外，苧麻葉能治
金瘡及內部骨折流血。

【甘蔗】

甘蔗味甘，性大寒，無毒。直接食用，可解飲酒過度引起的中毒，且能
潤肺止渴，治金瘡潰爛流膿血。甘蔗晒乾，可主治小兒咳嗽、口渴、高燒、
便祕等，並能解丹石毒。將甘蔗蒸熟晒裂，舂出裡面的果仁直接食用，能長
骨髓、通血脈。但注意不能多吃。

甘蔗根味甘，性寒，無毒。其主要功用是治療癰腫結熱，具體方法是，
將若干甘蔗根搗爛敷貼於患處，能清熱解毒。將根搗爛濾去渣滓飲服，能消
渴止煩悶，又能治遊風頭痛。

【淡竹葉】

淡竹葉是禾本科植物。春季長苗，莖細、葉綠，一窩根幾十根鬚，鬚上
結籽。全草入藥。味甘，性寒，無毒。其主要功用是治療小兒口瘡、嘔吐、
呃逆等，具有解熱、利尿等作用。淡竹葉根有流產、墮胎的效用；葉則能清
心熱、利小便、去煩熱。

【葵】

葵又名滑菜、露葵，指某些開大花的草本植物。苗葉能作菜吃，味道甘美。莖有紫、白兩種顏色，以白莖的入藥更好。葉闊大，花型小，紫黃色。果實皮薄，扁形。根、葉、果實皆能入藥。冬葵籽味甘，性寒，無毒。葵葉、葵根、冬葵籽功用基本相同，都能健肌強體、延年益壽，可治便祕、瀉痢、消水腫、通利小便、祛除五臟六腑寒熱等。

民間小祕方：

1. 便祕，可取三升冬葵籽，入鍋，倒入四升水煮至一升，直接飲服，一劑不癒，可如法炮製再服一劑。

2. 小便疼痛、便血，可取一升冬葵子，三升水，一起入鍋煎煮，濾取汁水，內服，一日三次，每次等份。

【龍葵】

龍葵又叫苦葵、老鴉眼睛草。春夏之交長苗，嫩幼苗可食用。莖如燈籠草但無毛。葉較小。花小，白色。果實圓形。全草入花。龍葵苗味苦，有的微甜，性平滑、涼寒，無毒。龍葵苗直接食用能消腫、祛虛熱、解乏、提神，可清熱、散瘀血、解丹石毒。

【決明子】

決明子是豆科植物的種子，因其有明目利眼的功效而得名。決明子味道或苦或甜或鹹，性微寒，無毒。民間常將決明子炒黃研末，代茶飲，有預防和治療疾病的保健功能。能清肝益腎，明目，利水通便。主治目赤腫痛、見光多淚、頭痛頭暈、視物昏暗、肝硬化腹水、小便不利、習慣性便祕。外用敷治腫毒、各種疥癬。決明子還有益智、解蛇毒的功效。

【迎春花】

迎春花，叢生落葉灌木，羽狀複葉，小葉卵形或長橢圓形，花單色，黃色，早春開花。供觀賞。葉子不僅可食用，還可入藥。味苦、澀，性平，無毒。其主要功用是治療各種腫痛惡瘡。具體療法是：取陰乾的迎春花葉若干，碾成細末，加適量酒調和，直接飲服，一次二三錢，待汗出，即痊癒。

【荭草】

荭草，一年生草本植物，莖高達三米，葉子闊卵形，花紅色或白色，果實黑色。供觀賞。喜潮濕，多生於水邊。果實與花均可入藥。花淺紅色，穗狀，具有散瘀血、止腫痛、消積食的功效。果實扁小，紅黑色，小仁白色，辛味，炒熟可食用。味鹹，性寒，無毒。具有降火、清熱、益氣、明目、止渴的功效。

【麥門冬】

麥門冬，各地稱法不一，有稱馬韭的，有稱愛韭的，還有稱羊韭、羊耆的。根可入藥。味甘，性平，無毒。其主要功用是安神定心、補脾益胃、利五臟，止咳嗽、嘔吐，補體虛、清寒熱、除熱毒等。

民間小祕方：

1. 補中益氣、美顏靚膚，可將新鮮麥門冬根去心，搗去汁水，加白蜂蜜若干調和成飴糖狀，以溫酒送服，一日一劑。

2. 新鮮麥門冬一斤，去心，搗碾成汁，濾去渣滓，加入兩合蜂蜜，分成兩次飲用，可有效治療吐血、衄血等。

【茯苓】

茯苓，一種寄生在松樹根上的真菌，形狀像甘薯，外皮黑褐色，裡面白色或粉紅色。可入藥。茯苓根味甘、淡，性平，無毒。可充饑。其主要功用

是利尿、利關節，止痙攣骨痛、瀉痢、熱泄，健脾強筋，治療惡瘡腫痛，解汞粉、銀朱毒。

【木蓮】

木蓮，蔓生草本植物，多附生在牆垣或樹木上，四季長青不凋零。葉厚實堅硬，不開花直接長果實。果實形狀像蓮蓬但比蓮蓬稍長，如杯子大小。中醫入藥。

木蓮味甘、澀，性平，無毒。其主要功用是消腫固精、排毒出膿，壯陽，治背部瘡癤、久痢、腸痔、心痛。

木蓮葉味酸，性平，無毒。背部生癰瘡等，只需將木蓮葉晒乾碾末，以溫水送服即可痊癒。將木蓮（新鮮）搗爛取汁，可有效治療白斑、鬁瘍風；搗爛木蓮，外用塗抹，治療疥癬、惡瘡、癰癤等效果良好。

【牽牛子】

牽牛子是旋花科植物裂葉牽牛或圓葉牽牛的乾燥成熟種子，有黑白兩種。白牽牛子多為人工培育栽種而得。中醫入藥。味苦，性寒，有毒。其主要功用是治療小兒夜啼、癲癇、驅蟲、利尿等。民間常用牽牛子驅痰涎，除風毒，瀉蟲毒，治腰痛、腳氣水腫以及便祕等。

【月季】

月季，常綠或半常綠小灌木，莖部有刺，羽狀複葉，小葉闊卵形，花紅色、粉紅或近白色，夏季開花，供觀賞。又稱月月紅，屬薔薇科植物，花可入藥。味甘，性溫，無毒。其主要功效是解毒、活血、消腫等。

【凌霄】

凌霄，落葉藤本植物，攀援莖，羽狀複葉，小葉卵形，邊緣有鋸齒，花鮮紅色，花冠漏斗形，結蒴果。攀援樹木，高可達數丈。花、莖、葉都可入藥。味酸，性微寒，無毒。主治熱風抽搐、腸中硬結所致大便不通以及產後流血不止，還可有效治療熱毒風所致臉部生痤瘡以及酒槽鼻等。

民間小祕方：

1. 晒乾的凌霄花浸泡在酒中，常服飲，可治癒便血。

2. 將一兩乾凌霄花碾末，入鍋，加一盞半水煎煮至一盞，分兩次服用，能消渴。

【何首烏】

何首烏，多年生草本植物，莖細長，能纏繞物體，葉子互生，秋天開花，白色。根塊狀，可入藥。味苦、澀，性微溫，無毒。具有消癰腫、治痔瘡、止心痛、烏鬚髮的功效，還能長筋骨、益精髓，使人長壽。

【蛇莓】

蛇莓又稱地莓、蠶莓，屬薔薇科植物。其主要功用是治療白喉、口角炎、慢性咽炎、牙齦膿腫、急性穿孔性闌尾炎以及各種細菌病毒感染所致痢疾。根與莖葉都可入藥。取新鮮蛇莓根或莖葉搗碎取汁（汁味甘、酸，性大寒，有毒），可消除胸腔、腹內大熱，能調經、治瘡腫。外用，將根或莖葉搗碎直接敷貼治蟲蛇咬傷、燙傷、燒傷等，能立即止痛。

【葛】

葛又名鹿藿，為鹿所吃九種草之一。多年生草本植物，莖蔓生，上有黃色細毛，葉子大，分成三片，花紫紅色。根肥大，叫葛桶，可製澱粉，也供

藥用。葛根味甘、辛，性平，無毒。外用能敷治蛇蟲咬傷與毒箭傷。主要功用是降血壓，治療高血壓病，以及治療糖尿病、冠心病、心絞痛、突發性耳聾、偏頭痛、足癬、腳汗症等。

民間小祕方：

1. 治傷寒，取四兩葛根，二升水，外加豆豉一升，煮至半升服用。或者將新鮮生葛根搗碎取汁飲用，效果更好。

2. 乾嘔不止，可挖採新鮮葛根若干，搗爛取汁一升服用即可痊癒。另外，搗碎葛根取汁服用，還可解食用各種蔬菜中毒、吐瀉不止等。

【五味子】

五味子是木蘭科植物五味子的乾燥成熟種子。二月長苗，葉尖圓，四月左右開花，七月結籽。因為皮肉味甘、酸，核辛、鹹、苦，五味俱全，故名五味子。五味子（果實）味酸，性溫，無毒。有強陰、益氣、養五臟、補不足虛傷、消心脹氣腫及水腫、明目、止渴、除煩熱、解酒毒、治瀉痢、止哮喘乾咳等功用。

民間小祕方：

1. 久咳不止，取五味子五錢，甘草一錢半，以及五倍子、風化消各二錢，研成細末，拌勻，一次取適量藥粉含於口內。

2. 咳嗽痰多且喘息不斷，取等份的五味子、白礬，一起碾細，將生豬肺烤熟，蘸上藥末三錢，入口慢嚼，以溫水送服。病癒後不再復發。

【茜草】

茜草，多年生草本植物，根圓錐形，黃赤色，莖有倒生刺，葉子輪生，心臟形或長卵形，花冠黃色，果實球形，紅色或黑色。根可做紅色染料，也可入藥。茜草根味苦，性寒，無毒。其主要功用是鎮咳、袪痰、止血、解毒，對治療慢性支氣管炎、風濕病關節炎等有顯著療效。

民間小祕方：

頭髮枯黃，取茜草一斤，入鍋加水五大碗，煮後將茜草揉搓濾渣取汁，再將渣連煮三次取汁，將所得汁水與生地黃汁若干一起入鍋，微火煮煎成黏膏狀，裝入瓶中，密封保存。每日空腹以溫酒送服半匙。注意服藥期間不要吃蘿蔔。堅持服用一月後，鬢髮如墨染。

【山豆根】

山豆根是豆科植物越南槐的根及根莖。又名解毒、中藥、黃結。味甘，性寒，無毒。其主要功用是抗癌、解各種藥物毒、止痛、止瀉痢，治療牙齦腫痛、喉中長癰、慢性氣管炎以及痔瘡等。嚼含山豆根吐渣嚥下汁水，可有效治療咽喉腫痛。

民間小祕方：

1. 去頭皮屑，可取乾燥山豆根碾成粉末，浸於油中，每天取適量塗抹頭皮，可有效去除頭皮屑。

2. 牙齦腫痛，將新鮮山豆根切片，每次含一片於牙痛處，效果極好。

【萍】

萍，一種常見水草，根長在水底，葉浮在水面。莖細、葉大，葉正面青色背面紫色，葉上有細紋路。八九月間開花，白色，故又稱白萍。可入藥。味甘，性寒、滑，無毒。其主要功用是通利小便、解毒。

民間小祕方：

1. 取新鮮萍葉搗爛敷貼熱癤瘡等有奇效。

2. 將若干萍葉搗爛取汁直接飲服，可排解體內毒素。

【水萍】

水萍有兩個不同品種。其一是葉子正面為綠色、背面為紫色的，又稱紫萍，其二是兩面都為綠色的綠萍。以紫萍入藥最好。紫萍味辛，性寒，無毒。其主要功效是療身熱搔癢，解熱毒，治風熱悸症、燙傷燒傷、風疹等。

民間小祕方：

青春痘及臉上生疱疹等，可每天取新鮮浮萍搓揉搗碎連渣一起敷貼患處，同時飲服適量濾去渣滓的水萍汁。此方卓有成效。另外，治療臉上粉刺黑斑，只需搗碎萍葉每天敷貼患處即可。

【水藻】

水藻，生長在水裡的藻類植物的統稱，如水綿、褐藻植物。可入藥。味甘，性滑、大寒，無毒。其主要功用是消渴止熱，治小兒赤白游疹、熱瘡、熱痢等。將水藻搗碎濾取汁服，可止渴去熱；搗爛外用，可敷治熱瘡、游疹等。

【萍蓬草】

萍蓬草莖如手指粗細，葉子直徑約有八九公分，形狀像荷葉。農曆六七月開花，黃色。根大，有荷香。籽去皮蒸熟可食用。籽、根可入藥。

萍蓬草籽味甘、澀，性平，無毒。其主要功用是有利脾胃。

萍蓬草根味甘，性寒，無毒。煮熟食用可強身健體、利腸胃、增氣力。

【菱角】

菱角也叫芰實、水栗子，在中國已有三千多年的種植歷史，營養價值很高，富含蛋白質、葡萄糖、脂肪、維生素，以及鈣、磷、鐵等礦物質，曾被奉為清朝宮內珍品，供皇帝食用。

菱角味甘，性寒，無毒。食之可以消暑解熱、解傷寒積熱，能消渴，解酒毒。此外，它還可以安中補五臟，充饑。

民間小祕方：

1. 小火熬煮菱角一小時，之後濾取汁液加入適量紅糖，食之可治療月經頻繁。

2. 將菱角果實晒乾後磨成粉，再把洗淨的菱角殼與粳米放入鍋中，加水後大火煮沸，然後用小火煮；當米熟爛後，加放菱角粉和藕粉。再放入紅糖調勻後即可食用。食之可健脾益氣、防癌抗癌。

【海藻】

海藻屬馬尾藻科植物。可入藥。味苦、鹹，性寒，無毒。其主要功用是降血壓、血糖，抑制真菌病毒，有助睡眠。海藻能消腫行水、清濕熱、利小便、治腳氣等。

【海帶】

海帶為褐藻的一種，生長在海底的岩石上，形狀像帶子，含有大量碘質，可用來提煉製作碘鹽。中醫入藥。味鹹，性寒，無毒。其主要功用是能增強免疫力，治療水腫病等。海帶煮熟食用，鮮滑味美。

【菖蒲】

菖蒲，多年生草本植物，常見於水邊，地下有淡紅色根莖，葉子形狀像劍，肉穗花序。根莖可作香料，也可入藥。味辛，性溫，無毒。其主要功用是使人耳聰目明，益心智、開心竅，溫腸胃、補五臟，可療治咳嗽、尿頻、瘡癤，止心腹疼痛、耳痛等。

民間小祕方：

1. 臉部生瘡疥癬等，可取乾燥菖蒲根碾成粉末五斤，加三升酒浸漬後，入鍋蒸煮至味出，飲服前須禁酒一天，一次服用半升或一升，酌病情輕重緩急而定。

2. 選取九節菖蒲，陰乾後碾末若干，每次以酒送服等量，一日三次。長期飲服，能增強記憶力，使人耳聰目明。

【卷柏】

卷柏屬卷折科植物，又名長生不死草。全草入藥。味辛，性溫，無毒。其主要功效是治眩暈、便祕、脫肛，可消除黑色素沉積，能止血、止痛、安神定心。

【乾苔】

乾苔，生長在海中，一尺多長，葉子大小如韭菜。全草入藥。味鹹，性寒，無毒。其主要功用是能除殺寄生蟲、有效治癒痔瘡痤瘡等。取若干乾苔煮汁服飲，可止霍亂嘔吐。另外，乾苔還能消解各種藥物中毒。

【曼陀羅花】

曼陀羅花是茄科植物的花。可入藥。味辛，性溫，有毒。其主要功用是治療各種風濕、寒濕腳氣，脫肛及驚癇、臉部瘡癤等。脫肛可選取一對連殼曼陀羅籽，十六個橡斗，一起銼細拌勻，入鍋加水煮沸三五次，用時加入少許樸消，外用洗浴。臉部長瘡，可將若干曼陀羅花晒乾碾末，加少許水，調和敷貼患處即可。

【鳳仙】

鳳仙俗稱染指甲草。苗高二三尺不等。莖中空，有紅色和白色兩種。葉鋸齒狀，長且尖。花有紅、黃、白、紫等各種顏色。花期很長，一直由夏初延續到秋後。果實開始是青色的，成熟後變成黃色。果實苞中有小粒褐色籽若干。根、葉、花、籽均可入藥。根葉有的苦，有的甜，還有辛味的，微毒。其主要功用是通經絡散瘀血，治跌打腫痛等。

鳳仙花味甘，性溫、滑，無毒。其主要功效是止痛、抗菌消炎。將新鮮鳳仙花揉爛取汁，以溫酒調服即可解蛇咬中毒。腰脅劇痛無比，取若干鳳仙花晒乾後碾成細末，飯前以酒調服三錢，能有效散積活血，從而達到止痛效果。

鳳仙籽味稍苦，性溫，微毒。其主要功用是治難產、消腫，療噎嗝、治喉中骨鯁等。

【附子】

附子是天南星科植物獨角蓮的塊狀莖。可入藥。味辛，性溫，劇毒。其主要功用是消炎抑菌止痛，能增強免疫力。可主治風寒腰痛、膝痛痙攣抽筋、心腹冷痛、霍亂轉筋，療中風、傷寒、風濕麻痺、反胃噎嗝等。

民間小祕方：

中風導致半身不遂，可取等份白附子、白殭蠶、全蠍，一起搗碾成細末，拌勻，用熱酒沖服，一次二錢。

【半夏】

半夏，因其五月半夏生而得名。又名水玉、守田。根莖可入藥。味辛，性半，有毒。其主要功用是用於治療頭暈目眩、咽喉腫痛、胸腹脹痛、傷寒寒熱、腸鳴等。

第四章 木本植物與現代生活

簡單地說，木本植物就是具有木質莖的植物，如楊、柳等喬木和玫瑰、丁香等灌木。木本植物的維管束內都有維管束形成層，形成層的細胞具有分生能力，每年可向內產生新的木質部、向外產生新的韌皮部，使莖逐年加粗。但每年所增生的木質部較韌皮部為多，而且較老的韌皮部會被新生的木質部與韌皮部擠破，死亡而剝落，故韌皮部的增生常不明顯，然而木質部仍逐年增厚，所謂的木材，即指木質部而言。人們常將木本植物稱為「樹」。

木篇

人們所熟知的是木材可供建築之用，能打造工具等。開花結果的樹既能供觀賞，又能讓人們吃到新鮮爽口的水果。然而，人多數人不知道，人自然中許許多多的樹木從頭到腳，包括花、葉、果實、根、樹皮、樹脂等都具有廣泛的藥用價值。

【枸杞】

枸杞，落葉灌木，葉子披針形，花淡紫色。果實叫枸杞子，是圓形或橢圓形的漿果，紅色，可入藥。味甘，性寒，無毒。又名天精、地仙、仙人杖、西王母杖等。其主要功用是治療慢性胃炎，降血糖、血脂，提高免疫力，治療蚊蟲叮咬、口舌生瘡、各種疔瘡癤腫痛等。

現代醫學研究證明，枸杞能滋補肝腎，益精明目，可用於頭昏、目眩、耳鳴、視力減退、虛勞咳嗽、腰背痠痛、遺精、糖尿病等。枸杞子為著名的滋養強壯藥，有明目、降血糖、平血壓的作用。

> **民間小祕方：**

　1.高血壓、糖尿病，每日用枸杞子15克入鍋煮水代茶，常服有效。

2. 夜盲、視力衰退，枸杞子 6 克，白菊花 6 克，開水沖泡代茶飲。

3. 長期飲用枸杞子沖泡的茶水，可使人青春長駐、延年益壽。

【山茶】

山茶，常綠喬木或灌木，葉子卵形，有光澤，花紅色或白色，蒴果球形，種子球形，黑色。山茶是一種名貴的觀賞植物，花很美麗，通常叫茶花。種子可以榨油。可入藥。其主要功用是治療吐血、衄血、便血以及腹瀉等。

【蘆薈】

蘆薈也寫作盧會、奴會，屬百合科植物。中醫入藥。味苦，性寒，無毒。其主要功用是清熱、降火、明目滋肝、除煩袪熱、止鼻瘡，治療小兒驚癇等，還能殺蟲、驅蛔蟲，治濕癬、痔瘻、齲齒，解巴豆毒。取蘆薈一兩，乾燥甘草半兩，混勻碾末，上藥前先洗淨患處，消毒（可用棉花棒蘸碘酒抹抹）後，將藥粉敷上包紮好，能很快治癒濕癬及濕疹流水。但脾胃虛弱者禁用此方。

【冬青】

冬青，常綠喬木，葉子長橢圓形，前端尖，花白色，雌雄異株，果實球形，紅色，種子和樹皮可入藥。味辛、甘，性涼，無毒。將冬青子和樹皮用酒浸泡後能袪風補虛，有利肌膚。

民間小祕方：

將冬青葉燒成灰加入潤膚霜中，每日抹用，可有效去除臉部疤痕。

【巴豆】

巴豆，常綠小喬木，葉子卵圓形，花小，結蒴果。可入藥。味辛，性溫，有毒。其主要功用是治療金瘡膿血、喉痺牙痛、大腹水腫，利尿道、腸道，通利關竅，治傷寒濕瘧寒熱等。但要特別注意作藥用時一定要掌握好劑量，因為服食過多會導致中毒。

民間小祕方：

瘧疾，可取去掉皮與心的巴豆晒乾，選挑二錢研末；皂莢六錢，去皮、心，碾末。將兩種藥末調勻製成綠豆大小的丸藥，一次一丸，用冷開水送服。

【苦楝】

苦楝，落葉喬木，葉子互生，羽狀複葉，小葉卵形或披針形，花小，淡紫色，果實橢圓形，褐色。木材可以製器具，種子、樹皮、根皮均可入藥。楝實，又稱楝子，味苦，性寒，微毒。民間俗稱苦楝子。其主要功用是利小便、止腹痛、治疝氣、痔瘡、降熱、殺蟲，可驅蟲、除殺腸道寄生蟲、防止真菌、治療頭上生瘡癩所致脫髮禿頭等。

民間小祕方：

將苦楝子碾成粉末狀，遍灑床榻，能有效防蟲、驅蟲、殺跳蚤、虱蟲等。也可採摘苦楝花晒乾後鋪於席墊下，有同效。

【皂莢】

皂莢也稱皂角、懸刀。皂莢樹高大，屬喬木類。葉片狀如槐樹葉，細長且尖。樹枝上生刺，夏季開小黃花。皂莢樹是一種很奇妙的植物。木質的皂莢竟能損傷、銷蝕金屬鐵，這與五行相剋中金剋木的規律相悖，很令人費解。

不知道科學如何解釋以鐵鍋加工皂莢會導致鐵鍋爆碎裂成片和將三五斤生鐵置入不結莢實的樹孔中用泥密封好就能使此樹結實等現象。奇妙的皂莢樹在醫學上也有廣泛應用。其主要功用是抑菌抗病毒，祛痰，治小兒厭食症以及風濕性關節炎等。

皂莢味辛、鹹，性溫，微毒。能通利九竅、有效治癒迎風淚流不止、治腹脹、助消化、止腹痛、殺蟲、祛痰、治痢疾、脫肛及瘡癬疥癬等。但切記該藥品只能煮水外用洗浴，不能內用飲服湯藥。若治瀉痢脫肛，可點燃乾燥皂莢燒煙燻沐患處。另外，將乾燥皂莢浸泡於酒中，倒出浸液入鍋煎煮成黏糊狀，塗抹在乾淨棉布上，包敷患處，可有效治療一切腫痛。

皂莢籽味辛，性溫，無毒。可治便祕、疔瘡癤癰等腫痛、瀉痢等症。

【白楊】

白楊，落葉喬木，葉子互生，卵形或卵狀披針形，柔荑花序。白楊高大挺拔，木質細白。樹枝、樹葉、樹皮均可入藥。

白楊樹葉煎煮出汁水漱口能有效治療齲齒。

白楊樹枝研末內服可止腹疼，外用能很快治癒嘴唇上生瘡。

白楊樹皮藥用價值較高。味苦，性寒，無毒。將白楊樹皮碾搗成粉末若干，煎製成膏狀，塗敷在需要接續的筋骨斷處，能無痛接續筋骨；加醋煎煮後每天含漱，治療牙疼有奇效；煎成漿水，加少許鹽漱口，可有效治癒口舌生瘡。將白楊樹皮直接浸泡於清酒中，飲浸液，能快速治癒痰壅、毒風所致腳腫腳氣等症。

【榆樹】

榆樹，落葉喬木，葉子卵形，花有短梗。翅果倒卵形，通稱梜錢。木材可供建築或製器具用。

榆樹翅果榆莢（榆錢）可食用。老榆錢可製作醬食用。有助消化的功用，能止腹痛、胸痛，消腹脹、殺除各種腸道寄生蟲，可開胃、增強食慾。

榆皮白而有甘味，性平、滑，無毒。其主要功用是利水道、除熱氣、通經脈、治便祕、療失眠、敷癬等。刮取新鮮榆皮，搗爛，摻入三年老陳醋，調勻，敷抹乳房腫塊及急性紅腫炎，一天換六七次，有良效。新鮮白皮搗爛取汁，敷抹瘡癩疥癬效果好。

榆莢仁煮粥吃，有助睡眠；加牛肉一起煮吃，能有效治療女子白帶增多。

嫩榆葉或炸炒吃或煮湯吃，都能解丹石毒，消水腫，通利小便。民間常將榆樹葉煎煮取汁，用以洗酒糟鼻有良效。失眠者可將榆葉與酸棗仁碾細混勻，加適量蜜糖調和製成丸藥，以溫水送服。

【槐樹】

槐樹，落葉喬木，羽狀複葉，花淡黃色，結莢果，圓筒形。花蕾可以製黃色染料。花、果以及根上的皮都可入藥。其花串串，有如風鈴。

槐花味苦，性平，無毒。槐花炒香後含於嘴中咀嚼，可有效治療鼻出血、吐血、咽喉腫痛等；炒熟後碾成粉末，以溫水每次等份送服，治療腹瀉、便血、目赤腫痛、心腹疼痛以及各種痔瘡等效果顯著。此藥方還可祛除體內各種寄生蟲，有效治癒各類皮膚病。

槐葉味苦，性平，無毒。將葉洗淨入鍋加水煮後可治療腫疥癬及小兒驚癇等。

槐實味苦，性寒，無毒。取槐實，搗爛連汁裝盛於銅製器皿內，每天取適量如米粒大小的丸劑，塞入肛門內，一日換藥三次，可有效治療痔瘡。

【合歡】

　　合歡落葉喬木，樹皮灰色，羽狀複葉，小葉對生，白天張開，夜間合攏。花萼和花瓣黃綠色，花絲粉紅色，莢果扁平。木材可做家具。也叫馬纓花。木皮可入藥。味甘，性平，無毒。其主要功用是安神定精，利五臟，能治療跌打所致腫痛，有活血消腫止痛、治療失眠健忘、咽喉腫痛、心煩胸悶等功效。

> ### 民間小祕方：

　　跌打內傷腫痛，將合歡花（乾燥）搗碾成細末，每次以溫酒送服二錢。

　　民間有語：「家有梧桐樹，引得鳳凰來。」杜甫有詩云：「香稻啄餘鸚鵡粒，梧桐棲老鳳凰枝。」這備受百鳥之王鳳凰青睞的梧桐是落葉喬木，葉子掌狀分裂，葉柄長，花單性，黃綠色。木材白色，質輕而堅韌，可製成樂器和多種器具。種子可吃，也可榨油。

【梧桐】

　　梧桐葉味苦，性寒，無毒。其主要功用是治療痔瘡，能生毛髮，消除腫毒等。

　　桐樹皮可解小兒丹毒。

　　梧桐花餵豬極好。

　　梧桐籽味甘，性平，無毒。將梧桐籽（新鮮）搗爛取汁，抹塗頭部，可拔除白髮根、生出黑髮。

【柳樹】

柳樹，落葉喬木，葉子狹長，種子上有白絨毛，叫柳絮。柳絮沾上衣物能致使衣物長蟲。初春發芽後不久即開黃蕊花，到暮春葉長成後，花中結又黑又小的籽。柳枝、柳根、柳皮、柳葉、柳花、柳籽均可入藥。

柳花可主治風濕性關節炎、膝關節疼痛、金瘡惡瘡及黃疸炎等，還能止血。

柳籽可治療癰腫潰爛流膿血。

柳枝、根和皮功效相同。與酒同煮，含漱可有效治癒牙齒疼痛。煮水沐浴，能有效止風腫發癢。

【杜仲】

杜仲又叫思仲、思仙。傳說有一位名叫杜仲的人服食其樹皮後得道成仙了，後人便將這種樹命名為杜仲。杜仲是落葉喬木，葉像木芙蓉葉，皮折斷後，有白絲相連。杜仲皮入藥。味辛，性平，無毒。其主要功用是降血清膽固醇、降壓，止痛、安神定心，利尿、抑菌消毒，能有效治療小兒麻痺後遺症及高血壓病。

【棕櫚】

棕櫚，常綠喬木，莖呈圓柱形，沒有分枝，葉子大，有長葉柄，掌狀深裂，裂片呈披針形，花黃色，雌雄異株，核果長圓形。木材可以製器具。通稱棕樹。棕櫚筍及籽、花、皮均可入藥。

棕樹皮可治吐血、腸風、白帶過多、癬疥以及刀槍等金屬器械所造成的傷口等。將皮晒乾燒灰碾末，敷貼患處即可。

另外，棕櫚灰末吸入鼻中可立止鼻出血。

棕樹筍及籽、花功效相同。味苦、澀，性平，無毒。能有效治癒瀉痢，還可養血。

【柏樹】

柏樹，常綠喬木，葉鱗片狀，果實為毬果。可用來營造防風林。木材質地堅硬，常用來做建築材料。葉、實、樹脂均有藥用價值。其主要功用是抑菌消炎抗病毒、止血、止咳、祛痰，治療慢性氣管炎，治脫髮、禿髮，療潰瘍等。

柏實蒸熟晒開裂，搗杵去殼取仁，將仁炒熟後碾碎備用。味甘，性平，無毒。長期服用，能使人耳聰目明、膚澤顏靚、青春長駐、延年益壽。可利五臟、治風濕、驚悸，能安神益氣、止汗補血等。

柏葉味苦，性微溫，無毒。將柏葉烤燒後碾末，可敷治凍瘡燙傷燒傷、臉上疤痕等；新鮮柏葉煎煮取汁，用來抹塗頭髮及髮根，能使頭髮烏黑潤亮；新鮮柏葉煎煮服用，能除殺體內寄生蟲、止瀉痢。

【杉樹】

杉樹，常綠喬木，樹冠的形狀像塔，葉子長披針形，花單性，果實球形。木材白色，質輕，有香味，供建築和製器具用。籽、葉、皮均可中醫入藥。杉樹性溫和，無毒。有白杉和紅杉兩種。杉木能天然防蟲蛀咬，燒灰存性入藥。

民間小祕方：

1. 刀槍等所致傷口出血及燙、燒傷等，可取老杉樹皮燒灰研末，敷治。

2. 腳氣浮腫，可取杉樹皮入鍋加適量水煎煮，用來泡腳。

3. 杉樹皮煮水內服能有效治療心腹脹痛、霍亂吐瀉等。

【檀樹】

檀樹，落葉喬木，葉互生，卵形，花單生，果實有圓形的翅。木質堅硬，用來製造家具、農具和樂器。檀樹硬而有芳香，分白檀、紫檀和黃檀三種。

以白檀入藥最好。白檀味辛，性溫，無毒。將白檀樹皮煎煮，內服，可止心腹脹痛、消風腫熱毒等。臉部黑色素沉積，將新鮮白檀樹皮磨取漿汁，每晚洗抹揉搓臉部直至變紅，再塗上汁液，效果很好。

紫檀味鹹，性寒，無毒。刮取紫檀木碾細成末，敷治刀槍等金屬器械所造成的傷口，能有效止血、止痛，達到很快治癒的效果。

【桂樹】

桂樹又叫木樨樹。桂品種很多，有銀桂，也叫牡桂，開白花，葉大橢圓形、硬而有毛，邊緣多細鋸齒，皮下多油脂；有金桂，花黃色故名。還有花黃白相雜的菌桂，葉尖且狹長光潔。各種桂的桂心藥用價值都很大。

桂心味苦、辛，無毒。其主要功用是治療冷氣引致的心腹脹痛、痰壅咳逆、咽喉腫痛、鼻塞、鼻息肉、頭痛、腰疼、癰疽痘疹、風濕骨疼等，還能預防血吸蟲病，具有降血壓、抑菌消炎抗病毒、利關節、通九竅、利尿、散瘀血等功用。

牡桂味辛，性溫，無毒。其主要功用是治療傷風頭痛、解表發汗、溫經通脈、利關節、利肺氣。

牡桂籽味辛，性溫，無毒。碾成細末，可敷治小兒耳後月蝕瘡。葉搗爛浸水用來洗髮，可去垢防治頭風。

【木蘭】

木蘭，四月初開花，花瓣內白外紫，花期短暫。四季常開的木蘭花多供觀賞，不結果實。木蘭花、皮均可供中醫入藥。木蘭花嚼細生吞可治魚骨鯁

喉。木蘭皮味苦，性寒，無毒。能主治各種皮膚熱毒，治療臉部紅疱、紅疹及酒糟鼻、癲癇、中風傷寒、癰疽水腫，除臭氣、利小便，使人耳聰目明。

【木槿】

木槿，落葉灌木或小喬木，葉子卵形，互生，掌狀分裂，花鐘形，單生，通常有白、紅、紫等顏色，莖的韌皮可抽纖維，做造紙原料，花和種子可入藥。又叫藩籬草、朝開暮落花。

花朝開暮落。木槿根、皮、籽、花性味相同。味甘，性平、滑，無毒。取木槿花陰乾後，碾末，用陳年糯米做成的米湯送服，可有效治癒反胃嘔吐。取木槿花晒乾入鍋炒熟，碾成細末，每次飯前以熱水送服，一次一二匙，治痰壅有良效。

木槿籽的主要功用是治療牛皮癬及痢疾。將木槿籽燃煙，燻患處，治療偏頭痛有奇效。取木槿籽燒灰存性，能有效治癒膿瘡流黃水。

【木棉】

木棉，落葉喬木，葉子掌狀分裂，花紅色，結蒴果，卵圓形。種子的表皮長有白色纖維，質柔軟，可用來裝枕頭、墊褥等。也叫紅棉、攀枝花。木棉樹是著名女詩人舒婷筆下理想愛情的象徵。木棉籽油味辛，性熱，微毒。其主要功用是可治療各種疥癬惡瘡等。

【丁香】

丁香，常綠喬木，葉子長橢圓形，花淡紅色，果實長球形。生長於熱帶地區。花可入藥，種子可榨丁香油，用作芳香劑。丁香在中國傳統文化中寄寓著一種淡淡的幽怨情結。如後唐皇帝李璟詞云：「青鳥不傳雲外信，丁香空結雨中愁。」丁香入藥，味辛，性溫，無毒。其主要功用是能治胃寒、胃

虛嘔吐、小兒吐瀉、臉部瘡痘等，利脾胃，止熱毒痢、殺蟲、消腫、消腸痔潰瘍、止腹痛，還可解飲酒過敏、酒精中毒。

丁香皮洗淨搗碎，含於痛牙處，可有效止痛。

丁香枝能有效治癒冷食積鬱及消化不良、噁心、瘧疾、胸腹脹痛。

丁香根味辛，性熱，有毒。可治癒風毒熱腫。

民間小祕方：

1. 口臭，可取三五朵新鮮丁香花，直接放進口中咀嚼後吐出；或將若干丁香花陰乾後用開水沖泡，待溫涼用於漱口。

2. 胃痛，取丁香花三至五朵浸放在裝有適量黃酒的碗中，將碗放在裝有適量水的鍋內燉熱，稍涼時直接飲用。

【桂花】

桂花樹在世界各地的園林和街道綠化中被廣泛利用，其樹姿典雅、碧玉如雲、桂蕊飄香、沁人心脾，古人曾有「清風一日來天闕，世上龍涎不敢香」之感慨。自古桂花被視為崇高吉祥的象徵，為世人所喜愛。

桂花不但美豔馥郁，還有很高的藥用價值。它可以溫胃利肝、益脾散寒，還可治療胃寒疼痛、打嗝飽悶。用桂花做成的桂花露有疏肝通氣、醒脾開胃、治牙疼喉乾的功效。此外，桂花還可行氣止痛，散血止痢，止血化瘀。同時因為桂花馨香，可以袪除口中異味，故能治療口臭。

民間小祕方：

1. 飲用桂花蒸餾所得的桂花露，有疏肝理氣、醒脾開胃的功效，還可以治療牙疼、口臭等症狀。

2. 用桂花和陳皮一起泡茶喝，可治療痰多咳嗽。

【松】

松是種子植物的一屬，一般為常綠喬木，很少為灌木，樹皮多為鱗片狀，葉子針形，花單性，雌雄同株，結毬果，卵圓形或圓錐形，有木質的鱗片。木材和樹脂都可利用。松樹種類很多，如馬尾松、油松、杜松等。松花、松脂、松葉、松果、松穰等均可中醫入藥。

松樹葉又稱松針，味苦，性溫，無毒。具有祛風、除濕、止癢作用，中醫習慣用於風濕腰痛、風疹、凍瘡、夜盲等症。將松樹葉切碎加壓可提煉出葉綠素和胡蘿蔔素製成軟膏，用於治療凍瘡、風瘡、濕疹、潰瘍、瘡癤、燙傷等有特效。

松穰是松樹子仁，有清香。味甘，性微溫，無毒。具有潤腸通便的作用，可防治老年人習慣性便祕。

松果俗稱「松塔」。為毬果，二年成熟，木質鱗片。可治療老年性支氣管炎。此外，松果茶可以預防感冒，提高免疫力。

松花又叫松黃。味甘，性溫，無毒。其主要功用是釀酒，可除風止血、益氣、潤心肺。

松脂，又叫松香、松肪、松膠、松膏等。味苦、甘，性溫，無毒。其主要功用是除胃熱、潤心肺、利耳目、治鼩齒，能強筋壯骨，治療癰疽惡瘡、疥瘡蟲病、白帶過多等。

【沉香】

沉香，常綠喬木，莖很高，葉子卵形或披針形，花白色。產於亞熱帶。木材質地有輕有重。國產沉香質輕，入水多不沉；燃燒時略有油滲出，有濃煙，煙氣香。進口沉香體重，入水全沉或半沉；燃燒時有油滲出，香氣濃烈。據此，可分出兩種沉香。另外，若見質鬆體輕、刮屑黏手、氣微香，燃燒無濃煙香烈氣，味甘而不苦的，是用白木香條塊浸蜜加工而成的偽品。

只有能沉入水中的方可入藥。沉香味辛，性溫，無毒。其主要功用是補脾胃、袪痰涎、暖腰膝、治腹痛、止霍亂、治風水毒腫等。將沉香木晒乾碾末，加入潤膚霜中，可有效敷治各種瘡癬，能立止腫痛。取沉香木煮酒飲服，能使人神清氣爽。

民間小祕方：

1. 健忘、驚悸，可選取五錢沉香、二兩茯神（即抱根茯苓），一起碾成細末，加適量蜂蜜煉製成綠豆大小的藥丸若干。每次飯後半小時以參湯送服。一次三十丸，一日兩次。

2. 體虛便祕，選一兩沉香，取酒浸焙乾後肉蓯蓉二兩，分別碾成細末，加麻仁汁調和做成梧桐籽大小的藥丸。每次用蜂蜜化水送服一百粒。

【楠木】

楠木，常綠大喬木，葉子橢圓形或長披針形，表面光滑，背面有軟毛，花小，綠色，結漿果，藍黑色，木材是貴重的建築材料，也可供造船用。產於雲南、四川等地。枝、葉、皮均可入藥。

楠木枝葉性味相同。味辛，性溫，無毒。其主要功用是治療霍亂上吐下瀉不止。可煮汁服飲。

楠木皮味苦，性溫，無毒。其功用是能暖胃正氣，止小兒吐乳、治霍亂吐瀉。可煎煮飲服。

【桑樹】

桑樹，落葉喬木，樹皮有淺裂，葉子卵形，花單性，花被黃綠色。葉子是蠶的飼料，嫩枝的韌皮纖維可造紙，果穗可以吃，嫩枝、根的白皮、葉和果實均可入藥。

桑葉，味辛、甘，性寒，微毒。其主要功用是抑菌、降血糖，可治霍亂腹痛吐瀉、蜈蚣蛇蟲咬傷、腳氣水腫、外傷瘀血、刀傷潰爛，能止咳、明目、生髮。

桑椹味酸、甘，性寒，無毒。其主要功用是解渴，利五臟、關節，通血脈、解酒毒、消腫、安神定心，能有效治療風濕性關節炎及老年人睡眠障礙以及習慣性便祕等。

桑皮汁水，有止血、止痛、解毒的功效。取桑白皮中的白汁抹塗患處，可治療小兒口腔潰瘍及各種刀傷等。用火燒烤桑枝，取滲出的白汁抹塗麻風瘡癧疥癬，能有效療治蛇蟲、蜈蚣咬傷。

桑白皮味甘，性寒，無毒。其主要功用是治療水腫腹滿腹脹，能化痰止渴、開胃、殺蟲、補五臟等。

【酸棗】

酸棗樹，落葉灌木或喬木，枝上有刺，葉子長橢圓形，邊緣有細鋸齒，花黃綠色，果實長圓形，初為青綠色，成熟後轉為暗紅色，肉質薄，味酸。核仁可入藥。

酸棗仁味酸，性平，無毒。其主要功用是能止痛降熱、鎮靜催眠，能有效治療更年期症候群、神經衰弱等。

民間小祕方：

1. 嗜睡，選摘生酸棗仁一兩、蠟茶二兩，一起碾成細末，以水煎服，一劑二錢藥末。

2. 心煩失眠，取一兩酸棗仁炒熟，碾成細末，用淡竹葉煮水沖服，一次二錢。

【竹】

竹，常綠喬木，莖圓柱形，中空，有節，葉子有平行脈，嫩芽叫筍。種類很多，如淡竹、青竹、苦竹。莖可供建築和製器具用，筍可以吃。注意，只有淡竹、苦竹可入藥。

淡竹根的主要功用是祛風熱、止渴、化痰、治小兒驚悸、驚癇。李時珍認為淡竹葉與根一起煎煮，外用洗浴，可治療婦女子宮下垂。

淡竹葉味辛，性平、大寒，無毒。其主要功用是治中風失語、胸中痰熱、溫疫、吐血、頭風脹痛、小兒驚悸、驚癇、妊娠暈倒等，還能止渴消煩、解丹石毒、殺小蟲等。

【玫瑰】

玫瑰色澤豐富，絢麗多姿，雍容華貴，享有「花中皇后」、「愛的使者」等美譽。它清而不濁，和而不猛。

玫瑰有較高的觀賞價值，也有較高的藥用價值。玫瑰可以理氣活血，治療月經失調、肝氣胃病、乳癰腫痛等症。此外，玫瑰還可以行氣解鬱、活血散瘀。用玫瑰製成藥膏可以疏肝解鬱、行氣止痛，還能健脾和胃，增加食慾。

民間小祕方：

1. 把除去皮籽的番茄、洗淨的黃瓜和玫瑰一起搗碎，得其汁液，再加入蜂蜜、檸檬汁即可食用。食之可加速新陳代謝，使肌膚細膩白嫩。

2. 用沸水沖泡玫瑰花，飲之可舒肝健脾、理氣解鬱。

3. 把玫瑰花做成醬食用，可防止皮膚老化、滋潤皮膚、滋補肝脾，還可以治療胃病、腰腿痛等。

4. 用水煎 50 克玫瑰，並加入食鹽，冷卻後待用；把羊心切成塊，
   然後穿在竹籤上，邊烤邊蘸備用的玫瑰鹽水，烤熟即可食用。
   食之可補心安神，治療驚悸失眠等症。

第五章 行蟲走獸與現代生活

天鳥地獸、草蟲水魚，構成了一個繽紛多彩的動物世界，牠們雖不能與人類有語言上的交流，但牠們每一次飛翔、每一次騰躍都給人們以美的享受，極大地豐富了人們的生活，而且牠們身上有著巨大的藥用價值。

蟲篇

昆蟲作為藥物治病，在中國已有兩千多年的歷史。據《周禮》記載，「五藥，草木蟲石谷也」。可見古代人們已認識到「蟲」是藥材之一。《神農本草經》列出的蟲藥就有二十九種，《本草綱目》則將蟲藥擴充到一百零六種，到目前為止，中醫的藥用昆蟲達三百種之多。

【蚱蟬】

蚱蟬，體格最大的一種蟬，前、後翅基部黑褐色，斑紋外側呈截斷狀。夏天鳴聲大，幼蟲蛻的殼可入藥。俗稱「金蟬」、「知了」、「幾了」等，中國東南西北大部分省區均有廣泛分布。蚱蟬有極高的藥用價值，有益精壯陽、止渴生津、保肺益腎、抗菌降壓、治禿抑癌等作用。

> **民間小祕方：**

1. 頭風疼痛，捕捉兩隻蚱蟬碾末，加入硃砂、乳香各半分，和製成豆大的丸藥。一次一丸，左太陽穴疼痛就塞入左鼻孔中，右太陽穴疼痛就塞入右鼻孔中。

2. 破傷風，可取秋天的蚱蟬一個，麝香少許，炒地膚子八分，均搗杵成細末，拌勻，一次二錢，以酒送服。

【蟬蛻】

蟬蛻又叫蟬衣，是蟬的幼蟲變為成蟲時蛻下的殼，中醫入藥。蟬屬同翅目，蟬科，不完全變態昆蟲。蟬的若蟲生活在地下，老熟若蟲將要羽化時自地下爬出，爬上樹幹蛻最後一次皮而變為成蟲。夏秋之際，在樹幹或枝條上很容易採到蟬蛻，去掉泥土雜質，晒乾即可。蟬蛻味鹹、甘，性寒，無毒。具疏風熱、透疹、明目退翳、息風止痙等功效，其頭足解熱作用明顯，胸腹部止痙效果最強。用於外感風熱、頭痛、小兒驚哭夜啼等症。

【蒼耳蠹蟲】

蒼耳蠹蟲為寄生於菊科植物蒼耳莖中的玉朱螟等昆蟲的幼蟲。蒼耳蠹蟲主要用於治各種疔瘡腫毒，《冷廬雜識》中記載：「蒼耳子草，夏秋之交，陰雨後梗中霉爛生蟲，取就燻爐上烘乾，藏小竹筒內，隨時攜帶。患疔毒者，以蟲研細末，置治療膏藥上，貼一夜，疔即拔出而癒。」近代外科名家顧筱岩認為蒼耳蠹蟲有拔疔提膿之功，治一切疔瘡。活捉蒼耳蠹蟲若干，在生油中浸七天，取出，浸入蓖麻油中，加硃砂至油的顏色變紅為止，另投入少量冰片。臨用時取出一蟲，置患瘡頂處，用膏藥包紮即可。疔腫及無名腫毒惡瘡，取蒼耳蠹蟲一條，白梅肉三四分，同搗成泥，貼敷患處能有效治癒。蒼耳蠹蟲還可治痔瘡、天瘡及各種體表感染。一般用法是將蟲體碾末調敷，搗爛貼敷或用香油浸後敷用。現代科學研究證明，蒼耳蠹蟲具有解毒排膿、消腫止痛、生肌長肉的功效。

【冬蟲夏草】

中藥中有一味藥材叫冬蟲夏草，也稱蟲草。真菌的一種，寄生在鱗翅目昆蟲的幼體中，被害的幼蟲冬季鑽入土內，逐漸形成菌核，夏季從菌核或死蟲的身體上長出菌體的繁殖器官來，形狀像草，所以叫冬蟲夏草。可入藥。簡稱蟲草。古人說冬天是蟲，夏天成草，冬天又變成蟲。冬蟲夏草產於中國西南地區海拔三千公尺以上的高寒山區，如四川、青海、西藏、貴州等省分。

冬蟲夏草最早見於藥書《本草從新》和《本草綱目拾遺》。

現代醫學研究發現，冬蟲夏草的營養極其豐富，含蟲草酸、蟲草素、甘露醇、生物鹼等各種胺基酸和維生素，有補肺、益腎、止血等功效，被譽為「南方人蔘」。最新研究還發現，冬蟲夏草中的蟲草素有抵抗癌細胞增生的特殊作用。

【虻蟲】

虻蟲是雙翅目，虻科昆蟲。體長橢圓形，頭闊，觸角短，複眼大，黑綠色，腹部長大。生活在山野雜草中，雄的吸植物的汁液或花蜜，雌的吸人和動物的血液。幼蟲生活在泥土、池沼、稻田中，吃昆蟲、草根等。入藥的虻蟲為雌成蟲蟲體。五六月分可到牧場捕捉，用沸水燙或入鍋隔水稍蒸，然後晒乾。生用或炒用。具破血逐瘀的功效。用於血滯經閉、症瘕積聚、跌打損傷等症。

【桑蠹蟲】

桑蠹蟲是天牛科昆蟲星天牛、桑天牛或其他近緣昆蟲的幼蟲。可於冬季從桑、柳、柑橘等樹幹上捕獲。捕得後以酒醉死，晒乾或烘乾後備用。入藥常選取乾燥的桑蠹蟲蟲體，呈現長筒形而略扁，乳白色或淡黃色。嘴部顏色較深，黃褐甚至黑褐色。胸部三節，前胸較膨大，無足，腹部十節。蟲體外表常粗糙，截斷面呈黃白色。以粗壯、乾燥、完整者為佳。味甘，性溫，無毒。其主要功用是活血、祛瘀、通經，治療勞傷瘀血、血滯經閉、腰脊疼痛、血崩帶下等。取乾燥、完整蟲體，揀淨雜質，入鍋與糯米一起炒至糯米變焦黑為止。然後篩去米，涼後儲存於乾燥處。小兒驚風、口瘡等，可將以上炮製的藥材碾末，一次溫開水送服適量或遵醫囑。

【螻蛄】

螻蛄俗稱土狗。土狗屬直翅目，螻蛄科昆蟲。背部茶褐色，腹面灰黃色。前足發達，呈鏟狀，善於掘土，有尾鬚。生活在泥土中，晝伏夜出，吃農作

物嫩莖。通稱蝲蝲蛄。採集活螻蛄，埋入石灰中焙乾，即成為中藥材土狗。由於烘乾後的螻蛄身體緊縮，頭向腹部彎曲，六足緊抱，形狀像條臥著的狗，故取名土狗。土狗具利水、消腫、解毒的功效。內服可治水腫、小便不利、石淋、跌打損傷等症。外用可治療膿瘡腫毒。

【木蠹蟲】

木蠹蟲即咬食木材的蛀蟲，又叫蠐螬。味辛，性平，微毒。其主要功用是治療勞累過度所致身體虛損、血瘀、腰痠背痛以及胸腹疾病等。

【蜣螂】

蜣螂，昆蟲，全身黑色，胸部和腳有黑褐色的毛，吃動物的屍體和糞便等，常把糞滾成球形。有的地方叫屎殼螂。藥用蜣螂是金龜子科昆蟲屎殼螂的乾燥全蟲。味鹹，性寒，有毒。其主要功用是治療小兒驚癇、手足抽搐、腹脹、寒熱發作以及成人癲狂病，能暖手足、舒暢心胸等。製成丸藥塞入肛門內，能殺痔蟲並有效治癒痔瘡。取適量乾燥蜣螂藥材和乾薑，同碾末，敷貼瘡腫處，可有效拔出瘡頭、導淨膿血。

民間小祕方：

噎嗝、嘔吐，取兩個地牛兒、一雌一雄共一雙鮮活蜣螂，都放進同一瓦罐中，等地牛兒被吃之後，用泥裹住兩隻蜣螂煨熟。另取陳皮二錢，去白，入鍋加巴豆一起炒後選取陳皮，與熟蜣螂蟲一起搗碾成細末。一次取一二分藥粉吹入喉中，三四次即能痊癒。

【柳蠹蟲】

柳蠹蟲是啃食柳樹的蛀蟲。可入藥。味甘、辛，性平，微毒。其功用與桑蠹蟲大致相同，能祛瘀散血，主治胸腹血痛、腰脊瀝血痛、風毒、風疹、目中生翳等。

【蟬花】

李時珍認為蟬花就是冠蟬。可入藥。味甘，性寒，無毒。中國民間早就將其應用於治療視物不明、小兒頭目仰視、驚癇、心悸、手足抽搐、驚風夜啼等症。隨著現代醫學研究的不斷發展，蟬花的醫療功效又不斷被發現，如定驚鎮靜、解熱鎮痛、增強免疫力、疏風熱、解痙攣、定抽搐、降血糖等。蟬花提取物功效顯著，藥用價值高，可做各類藥品、保健品、功能性食品的添加原料。

【蝸牛】

蝸牛，軟體動物，頭部有兩對觸角，腹面有扁平的腳，殼略作扁圓形、球形或橢圓形，黃褐色，有螺旋紋。吃草本植物的表皮，危害植物。有的地方叫水牛兒。中醫入藥。味鹹，性寒，微毒。其主要功用是利小便、止鼻衄、消喉痹、止渴、解毒、治耳聾以及各種腫毒、痔瘡等。蝸牛肉味極美，被國際營養學家列為世界四大名菜之首。

民間小祕方：

1. 小便不通，取蝸牛搗爛，敷貼於肚臍下方，用手不斷按摩小腹。

2. 喉嚨腫痛堵塞，可用綿布包裹蝸牛末，浸於水中，取出嚥下。

【蟾蜍】

蟾蜍，兩棲動物，身體表面有許多疙瘩，內有毒腺，能分泌黏液，吃昆蟲、蝸牛等小動物，對農業有益。通稱癩蛤蟆或疥蛤蟆。中醫入藥。味辛，性涼，微毒。其主要功用是治療狂犬咬傷、破傷風、脫肛、陰蝕瘡痔、骨折、瘰疾、腫毒以及一切皮膚過敏、感染病症等。

【青蛙】

青蛙，兩棲動物，頭部扁而寬，口闊，眼大，皮膚光滑，顏色因環境而不同，通常為綠色，有灰色斑紋，趾間有薄膜相連。生活在水中或靠近水的地方，善跳躍，會游泳，多在夜間活動。雄的有發聲器官，叫聲響亮。吃田間的害蟲，對農業有益。幼體叫蝌蚪。青蛙通稱田雞。中醫入藥。味甘，性寒，無毒。其主要功用是能治療噎嗝反胃、咳嗽、痰中帶血、浮腫、燙傷燒傷以及急性傳染性肝炎等。

【蚯蚓】

蚯蚓，環節動物，身體柔軟，圓而長，環節上有剛毛，生活在土壤中，能使土壤疏鬆，牠的糞便能使土壤肥沃，是益蟲。通稱曲蟮。以白頸蚯蚓入藥為佳。味鹹，性寒，無毒。其主要功用是解熱、平喘、降血壓、鎮靜，能用於治療慢性氣管炎、支氣管炎、支氣管哮喘、燙傷、燒傷、小兒痰閉、潰瘍、癲癇病、精神分裂症、癌症、疱疹、濕疹、蕁麻疹等，還能解丹毒。

民間小祕方：

1. 取活蚯蚓，以蔥漬汁，能有效治療耳聾。

2. 蚯蚓若乾晒至乾透，炒熟碾末，能治療蛇蟲咬傷，有止痛解毒的功效。

【蜈蚣】

蜈蚣，節肢動物，身體長而扁，背部暗綠色，腹部黃褐色，頭部有鞭狀觸角，軀幹由許多環節構成，每個環節有一對足。第一對足呈鉤狀，有毒腺，能分泌毒液。吃小昆蟲。頭、足均赤色的蜈蚣可入藥。味辛，性溫，有毒。其主要功用是抑真菌、抗腫瘤，能治療傳染性肝炎、小兒癲癇、百日咳、破傷風、癌症、中風等。

【水蛭】

水蛭，蛭綱動物，體狹長而扁，後端稍闊，黑綠色。生活在池沼或水田中，吸食人畜的血液。俗稱螞蟥。全蟲入藥。味鹹、苦，性平，有毒。其主要功用是治療冠心病心絞痛、急性結膜炎、慢性前列腺炎、陽萎等。能散瘀除惡血、治療跌打損傷以及女子經閉等。民間常用酒送服一錢水蛭末治骨折疼痛。

【蜘蛛】

蜘蛛，節肢動物，身體圓形或長圓形，分頭胸和腹兩部，有觸鬚，雄蜘蛛觸鬚內有精囊，有腳四對。肛門尖端的突起部分能分泌黏液，黏液在空氣中冷凝成細絲，用來結網捕食昆蟲。生活在屋簷和草木間。全蟲入藥。性微寒，微毒。其主要功用是治療毒蛇、蜈蚣咬傷，治小兒口瘡、治鼻息肉、霍亂嘔吐、瘧疾、脫肛等。

民間小祕方：

一切惡瘡，皆可取蜘蛛晒乾後碾成細末，另加入少量輕粉，混勻，以麻油（即香油）調和，外用，敷塗患處。

【蠍】

蠍，節肢動物，身體多為黃褐色，口部兩側有一對螯，胸部有四對腳，前腹部較粗，後腹部細長，末端有毒鉤，用來禦敵或捕食。胎生。以蜘蛛、昆蟲等為食物。全蟲入藥。味甘、辛，性平，有毒。蠍子只能整吃，是滿漢全席菜單中的一員。

其主要功用是用於治療小兒驚風、驚癇、偏頭痛、急性扁桃腺炎、慢性蕁麻疹、風濕性關節炎、坐骨神經痛、破傷風、燒傷燙傷、丹毒等。

【蜻蜓】

蜻蜓，昆蟲，身體瘦長，胸部的背面有兩對膜狀的翅，生活在水邊，捕食蚊子等小飛蟲，能高飛。雌蜻蜓用尾點水而產卵於水中。幼蟲叫水蠆，生活在水中。是益蟲。全蟲入藥。性微寒，無毒。其主要功用是溫腎壯陽、止精。

【螢火蟲】

螢火蟲又稱夜光、宵燭等。屬昆蟲類，身體黃褐色，觸角絲狀，腹部末端有發光的器官，能髮帶綠色的光。白天伏在草叢裡，夜晚飛出來。中醫入藥。味辛，性微溫，無毒。其主要功用是清熱解毒、治療小兒頭瘡，能明目，使人神志清明。

【蠶】

多指家蠶。昆蟲，幼蟲灰白色，吃桑葉，蛻皮四次，吐絲做繭，變成蛹，再由蛹變成蠶蛾。蠶蛾交尾產卵後就死去。幼蟲吐的絲是重要的紡織原料。蠶患風病而死的，顏色白得自然，叫做白殭蠶。中醫入藥。味鹹、辛，性平，無毒。其主要功用是治療小兒驚癇、夜啼，可拔除疔根，能殺蟲，可消除臉部黑色素沉積，能有效治療頭風、蟲牙痛、風火牙疼、皮膚風瘡、丹毒發癢等。

蠶蛹，即蠶繭內未成蛾的蛹子，可食用。中醫入藥。炒熟食用，可有效治療風疾、虛勞消瘦；碾末能敷治惡瘡等；碾末以溫水送服，能退熱、除小兒腸道蛔蟲。

蠶蛻，又名佛退。中醫入藥。味甘，性平，無毒。其主要功用是能明目去翳、去眼障及疳瘡。

原蠶，俗稱晚蠶。是相對於初蠶而言的，即兩次、三次甚至七次、八次重新餵養的蠶。

原蠶沙，即晚蠶的屎，顆粒狀，黑色。可入藥。味甘、辛，性溫，無毒。其主要功用是治療風痹、腸鳴，能消渴降內熱、祛風除濕。

雄原蠶蛾炒後去翅、足能入藥。味鹹，性溫，微毒。其主要功用是能治療燒傷、燙傷，去疤痕，治突發風邪，能暖腎壯陽。

【螳螂】

螳螂，昆蟲，全身綠色或土黃，頭呈三角形，活動靈便，觸角呈絲狀，胸部細長，翅兩對，前腿呈鐮刀狀。捕食害蟲，對農業有益。有的地方叫刀螂。其卵鞘可入藥。螳螂卵鞘即螵蛸，多產於小桑樹上，又稱桑螵蛸。據記載，應採集產在朝向東方的桑樹枝上的螵蛸。去核後，用煮沸的水浸潤七次，入鍋熬乾備用。

桑螵蛸味鹹、甘，性平，無毒。其主要功用是可有效治療腎結石、尿頻、尿渾濁，還可有效治療凍瘡、疱疹等。

民間小祕方：

取出備用的桑螵蛸，用沸水沖泡熟後空腹食用，能有效治療小便失禁及夜臥腎虛尿頻。

【蜜蜂】

蜜蜂，一種昆蟲，身體表面有濃密絨毛，前翅比後翅大，雄蜂觸角較大，母蜂和工蜂有毒刺，能蜇人。成群居住。工蜂能採花粉釀蜜，幫助某些植物傳粉。蜂蜜、蜂蠟、蜂王漿有很大的經濟價值及藥用價值。

蜂蜜，俗稱蜂糖。味甘，性平，無毒。其主要功用是治療小兒驚癇、驚風，利五臟，補中益氣，止痛解毒，能強身健體、延年益壽，除心煩、利脾胃，治口舌生瘡、肌肉瘀痛、眼瞼紅爛、燙傷燒傷等，並能調和各種藥劑。

蜂王漿，是工蜂咽腺分泌的乳白色膠狀物和蜂蜜配製而成的液體。其主要功用是能抑菌、抗癌，治療痢疾、便祕，治療皮膚炎、皮膚過敏、凍傷、凍瘡、燙傷、燒傷、手足皸裂、咳嗽、鼻炎、鼻竇炎以及蜜蜂刺傷中毒等。

蜜蠟，味甘，性微溫，無毒。是蜜蜂分泌的蠟質。其主要功用是治療便祕、急性乳腺炎、雞眼等，能烏髮、安胎。

露蜂房，又名紫金沙。入藥最好取草蜂窠巢，也即大黃蜂重疊如樓台的蜂房。味苦，性平，有毒。其主要功用是治療四肢抽搐、驚癇、癲疾、寒熱發作、腸痔等。能消除毒腫、解蜂毒、乳石毒。露蜂房煮水，用於漱口，可有效止風蟲牙痛；能洗擦治癒各種瘡癤及蜂叮。將露蜂房弄淨炙烤後，碾成細末，加適量豬油，調和，可塗敷瘡黁。

蜜蜂白蛹，也叫蜂子。可入藥。味甘，性平、微寒，無毒。其主要功用是治療心腹疼痛，腹內積熱，能通利大小便、去浮腫血瘀，治風疹、丹毒、癩瘋病等。

民間小祕方：

1. 服飲蜂蜜、生地黃汁各一匙，可有效治癒心腹瘀血刺痛和痢疾。

2. 突發心痛，取蜂蜜、薑汁各一合，混勻，以水調淡飲服；或直接取溫水調蜜為漿，服用一碗，可立即止痛。經常服用，有美容功效。

鱗介篇

所謂鱗介，即水中動物的統稱。李時珍所說的鱗介，則是動物分類中的兩種，即鱗部與介類。鱗部，如魚、蛇等；介類，如龜鱉、蚌蛤等。這些水中生靈，不但肉質鮮美營養豐富，而且具有極高的藥用價值。

【水龜】

水龜也就是通常所說的烏龜。龜肉味甘，性溫，無毒。龜全身是寶，牠集食用、滋補、藥用於一身，龜肉可以滋陰降火、潛陽退熱、補腎健胃，還

可治療痔瘡出血、血痢、久咳咯血、老年與小兒夜尿頻多、性病、婦科病、腎炎、慢性胃病等症。最新研究發現，龜肉還有抗癌的功效。

龜甲味甘，性平，無毒。其醫療作用也很大。龜甲可以壓驚解煩，治療胸腹疼痛，將龜甲煮湯飲服，可治瘧疾及傷寒等症，此外，龜甲還可治療漏下赤白、腹內包塊、外陰潰爛、痔瘡、風濕寒痹、肢體痿縮。將龜甲燒成灰，可治療小兒頭瘡及女子陰瘡等疾病。將龜甲用於治療結核病有兩方面的作用：一是治療肺結核的風蒸勞熱、潮熱、盜汗，具有解熱作用，並可補充鈣質和其他成分；二是治療結核性疾患。

龜的下甲可治療陰血不足，活血化瘀，還可補心益腎，治療腰痠腿痛、勞累過度、四肢無力以及難產。

龜血味鹹，性寒，無毒。龜血中含有大量蛋白質、脂肪酸、血糖及鉀鈉離子等多種物質成分，龜血可治療跌打損傷。龜血與酒同飲療效更佳。龜血加白糖以酒調服，可治乾咳、哮喘、氣管炎。

龜膽味苦，性寒，無毒。龜膽可治發痘後眼睛腫脹、女子經閉。此外龜膽汁加白糖用米酒沖服，可治療乾咳、哮喘、氣管炎。研究證明，龜膽對腫瘤有一定的抑制作用。

【靈龜】

靈龜生長在海邊，卻在山上休息，在水中捕食，能入水，這是非常奇異的，但同其他龜一樣，牠同樣具有很高的醫藥價值。

靈龜肉味甘，性平，無毒。食之對腸胃非常有益，而且還可祛除風熱。

靈龜血可治箭傷。

【綠毛龜】

綠毛龜營養豐富，含有多種維生素、脂肪、蛋白質、鈣鐵等。自古就是宮廷珍貴補品，其藥用價值可見一斑。

綠毛龜肉味甘，性平，無毒。食之可滋陰養血，補心腎，壯筋骨，集營養、滋補、保健於一身的綠毛龜，還有抑制癌細胞的作用，被排在抗癌食品的前列。

【鱉】

提到鱉，人們會想到「鱉精」。鱉生活在河、湖、池沼中，具有很高的營養價值，自古被視為滋補佳品。鱉內富含不飽和脂肪酸、蛋白質、維生素和幾十種人體所需的微量元素，且脂肪含量很低。因此，對人體非常有益。

鱉肉味甘，性平，無毒。食之可滋肝補腎，清熱降火，對風濕性關節炎、肺結核、貧血、肝癌、白血病等有一定的療效。

鱉甲味鹹，性平，無毒。鱉甲能滋陰補氣、散瘀化血，治復發性瘧疾、陰毒腹痛，治勞累過度、飲食不當，還可治療胸腹包塊、積滯寒熱、腰痛、小兒脅下腫脹等。

鱉脂有除白髮的作用，將白髮拔掉，用脂塗孔即可。

鱉頭燒成灰，可治療小兒多種疾病及婦女子宮脫落、下垂及產後陰戶不閉、高燒不斷、胸腹痛等。

【螃蟹】

蟹肉味鹹，性寒，有小毒。蟹肉自古有「四味」之說。「大腿肉」肉質絲短纖細，味同干貝；「小腿肉」絲毛細嫩，美如銀魚；「蟹身肉」潔白晶瑩，勝似白魚；「蟹黃」含有大量人體必需的蛋白質、脂肪、卵磷脂、維生素等，營養豐富。吃蟹可以活血化瘀、消腫止痛、強筋健胃，民間常用來治療跌打

損傷、血滯血瘀、筋骨破碎等症，此外還有清熱、散血等功能。近年來發現吃蟹有助於結核病人的康復。但是患傷風、高燒、胃病、腹瀉者不宜吃螃蟹，否則，病情會加劇。

【牡蠣】

牡蠣肉味甘，性溫，無毒。牡蠣肉是極好的營養品，肉中含有旋葡萄糖、左旋岩藻糖以及多種維生素。食之可滋陰補陽、安神定驚、軟堅化痰散結，還可用於治療驚癇、眩暈、自汗、盜汗、遺精等症。將其與薑一同搗爛後用醋調服，可解丹石毒及酒後煩熱。牡蠣中高含量硫磺酸頗受醫學界和營養界的重視，其具有益智健腦、降脂減肥、促進膽固醇分解的作用，此外還具有獨特的滋養功效。

牡蠣殼味甘，性溫，無毒。牡蠣殼中含有大量的鈣鹽及鎂鋁等。牡蠣殼可以治療傷寒寒熱、急性或慢性淋巴結炎。此外，還能止汗止渴，散瘀血，治泄精、咽喉腫痛、男子虛勞、小兒驚癇並能補腎安神去煩熱。

【蚌】

蚌主要生活在淡水中，在牠的石灰殼內，可以分泌黏液，從而形成珍貴的珍珠，「象以齒焚身，蚌以珠剖體」就體現了珍珠的珍貴。

蚌肉味甘，性冷，無毒。蚌肉內含有豐富的鈣、鐵、蛋白質、糖類及維持素 A、B1。食用蚌肉可滋陰明目、清熱、解毒。用於治療心煩口渴、紅眼病、白帶異常、痔瘡等。有助於維護皮膚健康，保持皮膚彈性和光澤。放入黃連末取汁，可治療眼睛紅腫、視物不明。

蚌粉味鹹，性寒，無毒。蚌粉可以化痰消積、清熱燥濕，還可以治痰飲咳嗽、胃痛、反胃嘔吐、白帶過多、癭腫、濕疹。

爛殼粉可聰耳明目、輕身，使人肌膚潤澤、精力旺盛、不易衰老。還可治反胃、氣短心悸，能化痰消積。

民間小祕方：

把鮮蚌肉洗淨後和薑片一起放入鍋中，加入適量開水後，用小火隔水燉兩～三小時，之後加入調味料，調拌後即可食用，食之對治療糖尿病等有一定療效，而且還可以滋養肝腎、清熱止渴。

【珍珠】

珍珠是一種天然的裝飾品，它小而晶瑩，光滑圓潤，深受廣大女性的青睞。將其作為裝飾品，不但美觀，而且有益健康。

珍珠味鹹，性寒，無毒。珍珠富含人體必需的 20 多種微量元素，十幾種胺基酸及豐富的維生素、核酸等。珍珠具有鎮驚安神、養陰祛風、清熱解毒、養顏美容等多種功效。此外，珍珠對高血壓、高血糖、骨質疏鬆、失眠等症有顯著療效。

【蛤蜊】

蛤蜊在沿海一帶分布極廣。蛤蜊味道鮮美，營養全面，且物美價廉，對人們來說，蛤蜊是一種非常理想的食品。

蛤蜊肉味鹹，性冷，無毒。蛤蜊肉內含糖類、蛋白質、脂肪、礦物質、維生素等。蛤蜊肉有滋陰潤燥、利尿化痰、軟堅散結的功效。用於痔瘡、水腫、痰積等症。將其燉熟食用，一日三次，每次適量，可治糖尿病。蛤蜊肉與韭菜同炒，經常食用還可治療陰虛所致的口渴、乾咳、心煩、手足心發熱等症。

蛤蜊殼粉味鹹，性寒，無毒。殼粉可以化痰止嘔吐、散虛腫、通利小便，還可治療腹中疝氣、小便白濁、白帶過多等症。

【紫貝】

紫貝味鹹，性平，無毒。紫貝質地潔白如玉，具有紫色斑點，紫貝可聰耳明目、輕身，使人肌膚潤澤，精力旺盛，不易衰老。還可以鎮驚安神，用於驚慌不眠、小兒發高燒、抽筋及心悸怔神等症，對治療目赤腫痛、角膜炎、眼翳障有一定的功效。

【海螺】

海螺肉味甘，性冷，無毒。將海螺同菜煮後食用，可治療心痛。取其汁滴入眼內，可療久治不癒的眼痛。

【田螺】

田螺肉質豐腴細膩，味道鮮美，清淡爽口，既是筵席佳餚，又是街頭擺攤別有風味的小吃。螺有「盤中明珠」的美譽，是天然保健食品。

螺肉味甘，性寒，無毒。田螺含有豐富的維生素 A、蛋白質、鐵和鈣，可治各種眼病。因螺所含熱量較低，是減肥者的理想食品，螺肉具有清熱降火明目、利水通淋等功效，對紅眼病、黃疸炎、腳氣、痔瘡等有食療效用。此外，田螺對腋下狐臭也有一定療效。

【白花蛇】

白花蛇是一種毒性很大的蛇，人一旦被其咬傷，可能危及生命。但在醫學家和營養師眼裡，毒蛇也是寶，其毒可治病，其肉可保健。

白花蛇肉味甘，性平，有毒。白花蛇肉內含有大量人體必需的多種胺基酸，食之有祛風濕、散風寒、通經絡、活血脈、靚肌膚等顯著功效。還有止痙攣抽搐及皮膚搔癢、健脾、養胃的作用。而且還可治療中風及肢體麻木不仁、口眼歪斜、半身不遂、骨節疼痛等症。

白花蛇膽味苦，性涼。蛇膽一直被奉為藥材珍品，白花蛇膽有行氣祛痰、祛風除濕、明目養肝、止喘潤肺的功效。對咳嗽多痰、目赤腫痛、神經衰弱、高燒昏眩、小兒驚風等症都有良好的療效。

【水蛇】

水蛇生活在水中，其毒性較小。

水蛇肉味甘，性寒，有小毒。將水蛇與枸杞、淮山藥同燉，可治療糖尿病；與粳米同煮，有利尿消腫、排毒養顏功效；與豬腳同煮食，能催乳，可治初產後少乳和無乳；若與家養雞清燉，有增強體質、保健益腦、增強免疫力的作用。水蛇為微毒性蛇，對個別敏感性皮膚有紅腫和斑點奇癢的病症，有很好的抑制作用。除上述療效外，水蛇還有調節內分泌、祛濕除癢的作用。

水蛇膽有祛濕止風、化痰潤肺、明目養胃之功效，主治咳嗽、風濕和類風濕等症。

【鯉魚】

鯉魚是一種淡水魚，自古以來，鯉魚一直被視為魚中上品，也形成了「無鯉不成席」的說法，鯉魚不但營養美味，而且觀賞性極強，其中的錦鯉還有「水中活寶石」之稱。

鯉魚肉味甘，性平，無毒。鯉魚肉內含有蛋白質、脂肪，還有鈣、磷、鐵及多種維生素，其中，蛋白質及多種人體必需胺基酸含量都比較高。吃鯉魚肉可健脾利濕、除濕熱，常食鯉魚對肝、眼、腎、脾等臟器疾病有一定的療效，而且鯉魚還是孕婦的高級保健食品。

鯉魚膽味苦，性寒，無毒。鯉魚膽可聰耳明目、輕身，使人肌膚潤澤，精力旺盛，不易衰老。長期食用還可使人強悍健壯，增強志氣。此外，還可治療眼睛紅腫疼痛、視物模糊等症。

鯉魚脂對小兒驚闕和抽搐痙攣有很好的療效。

【草魚】

草魚味甘，性平，無毒。草魚體內含有大量的蛋白質、脂肪、鈣、磷、鐵、維生素 B1、核黃素、菸酸。吃草魚可以溫脾暖肺，但是不可多食，否則會引發瘡癤、疥、癬及潰瘍等。

草魚膽汁味苦，性寒，無毒。臘月將魚膽陰乾，可治療咽喉腫痛及傳染病。

民間小祕方：

把草魚煎成金黃色後，放入冬瓜，加水後用小火燉三～四小時，加入調味料即可服食。食之可降肝火，治療頭暈眼花、高血壓。

【青魚】

青魚體長可達一米，生活在水底。青魚營養豐富味道鮮美，深受人們喜愛。

青魚肉味甘，性平，無毒。將青魚同韭菜一同煎煮，食用可治療腳氣和雙腿軟弱無力，還可益氣除濕、養肝明目、養胃，主治腳氣濕痹、煩悶、瘧疾、血淋等症。

民間小祕方：

把黨參、蘋果、陳皮、桂皮等洗淨後放入紗布袋中；再把青魚清洗乾淨，放入鍋中，加入適量水，把備好的紗布袋、薑、蔥放入鍋中，當魚肉熟爛後，揀出紗布袋、蔥、薑等，再用胡椒粉調味即可。食之可治療脾肺氣虛、虛勞倦怠無力、脾胃不健等症。

【鰱魚】

鰱魚又名鰱子，鰱魚肉美細嫩，而且魚頭也別具一格。俗話說「青魚尾巴鰱魚頭」，鰱魚味美，以頭為貴，腦滿肉肥，味道尤佳。

鰱魚肉味甘，性平，無毒。鰱魚富含蛋白質、脂肪、灰分、無氮浸出物，還含有糖類、鈣、磷、鐵、維生素 B1、核黃素、菸酸等，營養豐富。食之可溫中益氣，主治久病體虛、食慾不振、頭暈、乏力等。

【鱅魚】

鱅魚也是一種淡水魚，牠的精髓在魚頭。棋界大師有很多是吃鱅魚頭來補腦的。

鱅魚味甘，性平，無毒。鱅魚的主要成分與鰱魚相似，富含水分、蛋白質、脂肪、灰分、無氮浸出物以及鈣、磷、鐵、維生素 B1、核黃素、菸酸等，而且隨魚體的生長發育，灰分含量逐漸減少，蛋白質和脂肪含量則逐漸增加，食之可暖胃、強筋骨，用鱅魚頭入藥還可治風濕頭痛、婦女因貧血等引起的頭暈。

民間小祕方：

把鱅魚除鱗、內臟並洗淨後，將魚頭切下，並把魚肉切成肉泥，將肉泥放入碗中，把鹽、味精、澱粉、茯苓粉放入碗中，調拌均勻做成魚丸；把魚頭、魚丸先後放鍋中，加水沒過魚頭，慢慢加熱，等到魚丸定型後，加入鹽、味精等，魚頭熟透即可食用，食之可健腦增智，益氣補虛。

【鯽魚】

鯽魚是生活中的常見淡水魚，肉質鮮嫩味道鮮美。魚頭營養價值很高，自古就有「鯽魚腦殼兩參」的說法，足見其珍貴。

鯽魚肉味甘，性平，無毒。鯽魚肉內含蛋白質、脂肪及糖類、礦物質、多種維生素、菸酸等。食用鯽魚肉對身體健康非常有益，鯽魚有健脾利濕、和中開胃、活血通絡、溫中下氣之功效。對脾胃虛弱、水腫、潰瘍、氣管炎、哮喘、糖尿病有很好的滋補食療作用。而且該魚肉對肝腎疾病、心腦血管疾病有很大的輔助療效。經常食用，可補充營養，又有通乳催奶的作用。鯽魚肉還可增強肝炎、腎炎、高血壓、心臟病、慢性支氣管炎等疾病患者的抗病能力。

鯽魚頭可治小兒頭瘡和口舌生瘡，對治療眼睛視物不明也有一定作用。

民間小祕方：

鯽魚去除鰓和內臟後，將其腹中裝滿綠茶，然後放在盤中，上蒸鍋蒸透即可，食之對治療由糖尿病引起的經常性口渴有很好的療效。

【鱖魚】

鱖魚肉質細嫩，肥厚鮮美，被李時珍譽為「水豚」。還有人將其比為天上龍肉，更顯其風味不凡。

鱖魚肉味甘，性平，無毒。鱖魚富含各種營養成分，肉質細嫩，極易消化。食用鱖魚可以治療身體虛弱引起的浮腫、胃虛、乳汁不通、嘔吐等。還有補氣益脾的功效。對老人、兒童及體弱、脾胃消化功能不好的人來說，吃鱖魚既能補虛，又不必擔心消化困難。此外，吃鱖魚還有利於肺結核病人的康復。因為鱖魚肉熱量不高，而且富含抗氧化成分，也是愛美人士極佳的選擇。

【黃魚】

黃魚是人們非常喜歡的魚，不但味道鮮美，而且烹飪方法很多，紅燒、糖醋、清燉俱佳，做出的菜香氣四溢，形態美觀，是喜慶筵席上的菜餚佳品。

黃魚肉味甘，性平，有小毒。黃魚肉內含有豐富的蛋白質、維生素，對人體有很好的補益作用，食用黃魚對治療中老年人的體質虛弱有很好的療效，還能延緩衰老，並對癌症有防治功效。醫學家認為，黃魚有健脾開胃、安神止痢、益氣填精之功效，對貧血、失眠、頭暈、食慾不振及婦女產後體虛有良好療效。

【白帶魚】

白帶魚是一種鹹水魚，生活在深海，外形側扁呈帶狀，性格凶猛。

白帶魚味鹹，性平，無毒。白帶魚富含優質蛋白質、不飽和脂肪酸，還含有人體必需的礦物質元素鈣、磷、鐵、碘及多種維生素。食用白帶魚會收到很好的食療效果，對輔助治療白血病、胃癌、淋巴腫瘤等病有益。經常食用白帶魚，具有補益五臟的功效。因為白帶魚含豐富的礦物質，對心血管系統有很好的保護作用，有利於預防高血壓、心肌梗塞等心血管疾病。另外，常吃白帶魚還有養肝補血、滋潤皮膚、養髮健美的功效。

民間小祕方：

把白帶魚除去內臟、魚鰓後，切成小段，放在油中稍微煎一下，再放入適量水、裝有黃花的紗布袋以及蔥、薑、蒜等，等魚肉煮熟後，去掉藥包、蔥、薑，調味即可食用，食之可治療氣血不足、脾胃虛寒等症。還對胃下垂、瀉泄、脫肛等症有很好療效。

【鱔魚】

鱔魚就是黃鱔，鱔魚味鮮肉美，既細又嫩，與其他淡水魚相比，可謂別具一格，食用之後令人難忘，因其有大補功效，故有「小暑黃鱔寒人蔘」之說。

鱔魚味甘，性平，無毒。鱔魚肉含有豐富的 DHA 和卵磷脂，這些都是腦細胞不可缺乏的營養，故經常食之可補腦健身。而且鱔魚體內的「鱔魚素」能降低血糖和維持血糖平衡，對糖尿病有很好的治療作用。吃鱔魚有很強的補益功能，對身體虛弱、病後及產後之人尤其有益。此外，鱔魚還可補氣養血、濕陽健脾、滋補肝腎、袪風通絡。

【魷魚】

魷魚也叫柔魚、槍烏賊。街上可以經常見到鐵板魷魚，美味可口，價廉物美。

魷魚營養價值很高，高蛋白、低脂肪，並含有大量的碳水化合物和鈣、磷、碘等礦物質。食用魷魚對骨骼發育和造血有很好的作用，還有預防貧血的功效。而且吃魷魚還能緩解疲勞，幫助恢復視力，改善肝臟功能。醫書記載魷魚還有滋陰養胃、補虛潤膚的功能。魷魚雖然營養很高，但高血脂、高膽固醇血症、動脈硬化等心血管病及肝病患者忌食，否則，會對病情不利甚至加劇病情。

【鮑魚】

鮑魚肉質柔嫩細滑，滋味極其鮮美，非尋常海味所能媲美，被稱為「海味珍品之冠」。因其價格昂貴，所以有「一口鮑魚一口金」之稱。

鮑魚營養極為豐富，含有二十多種胺基酸，還含有磷、碘、鋅和維生素A、D、B 等。醫家有言，食用鮑魚可滋陰補養。鮑魚肉中有一種名為鮑靈素的生物活性物質，實驗表明，牠可以提高免疫力，破壞癌細胞代謝，保護機

體免疫系統。此外，鮑魚能雙向性調節血壓，有調經、潤燥利腸之效，可治月經失調、大便祕結等疾患。

【鯧魚】

鯧魚也叫平魚，因其刺少肉嫩，深受人們喜愛。

鯧魚味甘，性平，無毒。鯧魚富含高蛋白、不飽和脂肪酸和多種微量元素，食用鯧魚可以降低膽固醇，對高血脂、高膽固醇患者有一定的食療效果。此外，鯧魚對冠狀動脈硬化等心血管疾病有預防作用，並能延緩機體衰老、預防癌症的發生。

民間小祕方：

把黨參、當歸、熟地、淮山藥洗淨後放入紗布袋中，然後把鯧魚洗淨，用鹽、料酒、味精醃漬起來，最後把魚、紗布袋、蔥、薑、鹽等共同放入鍋中，加入適量水後，先用大火煮沸，再用小火將魚燉熟即可。食之可以補中益氣、滋陰養血、健脾利肺。

【鰻鱺魚】

鰻鱺魚也叫鰻魚，鰻魚是一種名貴食用魚，滋補價值高。

鰻鱺魚味甘，性平，無毒。鰻鱺魚富含多種營養成分，如脂肪、維生素 A 等。因此，鰻鱺魚可以補虛養血、祛濕、抗癆，對久病虛弱、貧血、肺結核等病人很有益處。此外，鰻鱺魚還有強精壯腎的功效，是一種很好的保健食品。因其體內含有豐富的維生素 A，所以對治療夜盲症也很有功效。

【鱒魚】

鱒魚味甘，性平，無毒。鱒魚體內含有大量的 EPA、DHA 及多種胺基酸、維生素。食用鱒魚對孕婦、老年人、兒童及術後患者的身體健康有很大幫助，

因為牠可以加速病人傷癒康復。此外，牠還可以降低膽固醇、血脂和血糖，從而改善人體心腦血管，防止血栓形成，並提高機體免疫力，對身體非常有益。

【鮭魚】

鮭魚又叫大麻哈魚。鮭魚肉質鮮嫩，既可直接生食，又能烹製菜餚，其營養價值甚高，有「水中珍品」的美譽。

食用鮭魚可有效降低血脂和血膽固醇，防治心血管疾病，而且還可增強腦功能、防治老年痴呆和預防視力減退。除此之外，還能有效預防糖尿病等慢性疾病的發生、發展，對人體健康非常有益。

【河豚】

河豚有一定毒性，若烹調不當，食用後很可能中毒，但是為了美味，人們往往「拚命吃河豚」。大學士蘇軾就有「蔞蒿滿地蘆芽短，正是河豚欲上時」的詩句來讚美牠，可見其美味至極，難怪世人說「不吃河豚，不知魚味」。

河豚肉中蛋白質含量極高，食用河豚，可去濕氣，降低血壓，治腰腿痠軟，能恢復精力。

河豚加工後製成強鎮痛劑，對癌症病人止痛有奇效。此外，牠對治療皮膚搔癢、皮膚過敏症、百日咳、尿失禁、陽萎等也有奇效。

【鱸魚】

鱸魚棲息於近海，以魚、蝦為食，古代人愛其體態和美味，作詩「江上往來人，但愛鱸魚美」讚美牠。

鱸魚味甘，性平，有小毒。鱸魚肉含有蛋白質、脂肪、碳水化合物、鈣、磷、鐵、維生素 B2 和菸酸、微量維生素 B1。食用鱸魚可

以補養五臟，強健筋骨和腸胃，化痰止咳，還可治療胎動不安，產後少乳等症。術後食用能加快傷口癒合速度。

【武昌魚】

似乎每種魚都有自己的典故，武昌魚也不例外，牠得名於三國時期的詩「寧飲建業水，不食武昌魚」。因其味美，後代詩人用「長江繞廓知魚美，好竹連山覺筍香」。再加上毛澤東「才飲長江水，又食武昌魚」來讚美牠，更是使其名揚四海。

武昌魚富含蛋白質、脂肪及鈣、磷、鐵等礦物質。食之可調氣，利五臟。還可預防貧血、低血糖、高血壓等疾病發生。

【烏賊】

烏賊又名墨魚，牠同章魚一樣，也有自己的救命武器，那就是墨囊。強敵來襲時，牠可以趁墨汁散擴之際逃跑，這真是絕佳武器。

烏賊肉味甘，無毒，牠既可以作為鮮食被人們食用，也可以做成肉乾。烏賊肉中含有豐富的營養物質，如蛋白質、鈣、磷、鐵等，食之對婦女非常有益，因為牠可以安胎止血、利產催乳，還可以造成通經養血的功效。

烏賊骨就是著名的中藥海螵蛸，服之可治療停經、血崩帶下。

【比目魚】

比目魚在傳統文化中也很常見，如在對聯中常以牠對「獨眼龍」，這是根據其形態特徵創作的。此外，在醫學上，比目魚也有一定的功效。

比目魚肉味甘，性平，無毒。比目魚可以消炎解毒。而且食用比目魚，還可治療急性胃腸炎、食魚中毒等。

【章魚】

章魚給人印象最深刻的要數那幾隻腳了。在水中章魚揮舞著八條腕足，好不自在。而且牠還有個墨囊，在遇到危險時可以自救，像一個魔法師。

章魚肉味甘，性平，無毒。據醫學研究，章魚含大量的蛋白質和鈣質，還有磷、鐵、鈉、鉀、銅及大量維生素，食之可益氣養血、生肌，能治療氣血虛弱、癰疽腫毒、頑固性癤瘡潰爛。此外，章魚還是抗擊癌症的絕佳食品。

【鯊魚】

鯊魚絕對是海中的龐然大物。用其魚翅做成的美味早已聞名天下。魚翅做菜柔嫩爽滑，軟糯爽口，是與燕窩齊名的珍貴食品。

鯊魚肉味甘，性平，無毒。鯊魚肉含有多種人體所需的物質，因此食用鯊魚肉可以益氣滋陰、補虛壯腰、行水化痰。最新研究證明，鯊魚製品對抵抗癌症有一定作用，而且對治療風濕性關節炎、乾癬、紅斑性狼瘡等炎症或身體免疫性疾病有一定輔助作用。

魚翅含有多種蛋白，如軟骨黏蛋白、膠原等，食用魚翅可以降血脂、抗動脈硬化及治療冠心病。此外，食用魚翅有利於滋養、柔嫩皮膚，具有很好的美容功效。

魚肝中可以提取魚肝油，用之可增強體質、助長發育、健腦益智，有助鈣、磷吸收，增加對傳染病的抵抗力。魚肝中的維生素 A、D 及 DHA 能補充孕婦、乳母所需，有利於胎兒、嬰兒的健康成長和大腦發育。此外，還能預防紅眼病、夜盲症和佝僂病。

【金魚】

金魚是一種珍貴而獨特的魚類，被人們稱作「金鱗仙子」、「水中牡丹」。而且還有許多品種，如黑龍晴、珍珠鱗。由於其體形豐滿，性情溫婉，被視作幸福、吉祥、和平與友誼的象徵。

金魚肉味甘，性平，無毒。金魚不但有華麗的外表，還有豐富的內涵。魚肉鮮美，食用後可治療瀉痢不止，外用能敷塗火瘡。

【蝦】

蝦有河蝦、明蝦、龍蝦等。蝦肉質肥嫩鮮美，食之無腥味、無刺，老少皆宜，蝦肉歷來既是美味，又是滋補壯陽之佳品。

蝦肉味甘，性平，有小毒。蝦肉中含有豐富的蛋白質、鉀、碘、鎂等礦物質及維生素 A、氨茶鹼等成分。食用蝦對身體虛弱及病後調養的人非常有益，因為蝦具有很好的調節作用，能很好地保護心血管系統，可減少血液中膽固醇含量，防止動脈硬化，預防高血壓及心肌梗塞。另外，蝦還有通乳作用，對孕婦有補益功效。

蝦皮有鎮靜作用，常用來治療神經衰弱、自主神經功能紊亂等症。蝦皮還能預防缺鈣所致的骨質疏鬆症，能改善食慾和增強體質。

【海參】

海參是生活在海底的一種動物，牠是高蛋白低脂肪的食品，對身體健康非常有益。

海參性溫，無毒。海參體內含有五十多種對人體生理活動有益的營養成分，含十八種胺基酸，及鈣、磷、鐵、碘、鋅等元素，還有多種維生素。食用海參可補腎壯陽、益氣補陰、通便潤燥。還可用於心腦血管疾病、糖尿病、腎虛陽萎、神經衰弱、再生性貧血等疾病的輔助治療。據最新發現，食用海參對治療高血壓、冠心病、肝炎有一定療效。另外，海參有一定美容功效，可美髮養顏。

　　把海參燉爛後，再加入冰糖，之後燉片刻即可食用，食之可以養血潤燥、補腎益精，還對治療高血壓有一定功效。

【海馬】

　　海馬是生活在海藻中的小魚，頭部像馬，因藥用價值很高，故有「南方人蔘」之稱。

　　海馬是一種經濟價值很高的名貴中藥，食之可強身健體、補腎壯陽、舒筋活絡、消炎止痛、鎮靜安神、止咳平喘。對治療神經系統的疾病也很有效。海馬還可治療虛弱，止血，止痛。

【泥鰍】

　　泥鰍身體修長，光滑無比，肉質細嫩，營養價值很高，很受人們歡迎，比如那道「泥鰍燉豆腐」迷倒了萬千人。

　　泥鰍體內含蛋白質、糖類、鈣、磷、鐵和多種維生素。食之可補中益氣，益精補血，還有治療急性肝病、陽萎、痔瘡等症的功效。

　　把泥鰍去腮和內臟，洗乾淨後放入鍋中，之後放入備用的豆腐，再放入蔥薑及適量的黃酒和清水。用旺火煮沸後改用小火燉熟即可食用。食之對治療各種肝炎非常有益。

獸篇

獸骨、獸的內臟往往具有極高的藥用價值。但獸不可亂殺，否則極易使其瀕危滅亡；獸肉不可亂食，曾記得二〇〇三年的「非典（SARS）」就是人們亂食果子狸引發的，牠給人們造成的恐慌，至今難以從腦海中抹去。

【兔】

兔子給人們的印象是雪白的毛、高聳的耳以及寶石般的眼睛，非常可愛，以至於牠能得到嫦娥的喜愛。兔子全身是寶。

兔肉味辛，無毒。兔肉富含高蛋白、低脂肪，是減肥者的首選。兔肉營養價值高，非常適合於老年人、兒童以及孕婦食用。吃兔肉可以降熱涼血，解熱毒，利大腸，補中益氣，止渴健脾。

兔腦可以治療難產，滋潤肌膚、防止皮膚乾燥皸裂，治療凍瘡火傷及燙傷。

兔血味鹹，性寒，無毒。兔血可以治療發熱、黃疸癥疽瘡癩潰瘍等症狀。此外，兔血可以催生、治療難產。具有清熱解毒的功效。

兔肝可聰耳明目、輕身，使人肌膚潤澤，精力旺盛，不易衰老。食用兔肝可治肝虛眩暈、眼目昏暗、視物不清及眼翳障、眼腫痛等症。

兔骨可以鎮肝止風、除煩止渴，還可治療糖尿病、頭昏目眩、疥瘡等。

兔的頭骨味甘，性平，無毒。可用來治療頭暈目眩、難產以及解癥疽瘡毒。

民間小祕方：

1. 把鍋燒熱後，加水加鹽，將其煮沸，把兔肝切片後放在鍋中，等肝熟後，再放入香菜、雞蛋攪勻，加熱至熟為止，食之可防治夜盲症，還可以滋肝明目，補陰養血。

2. 把兔肉放入鍋中加水燉爛，加入調味料，熟透後食肉飲湯，可以
治療小便頻多、身體羸瘦。

【鹿】

鹿千百年來被當作神物貢養，因為在傳統文化中，鹿是吉祥長壽的象徵，而且被許多神仙當作坐騎，更顯其神奇，而鹿在醫藥方面的貢獻則更加神奇。

鹿肉味甘，性溫，無毒。鹿肉是高級食品，牠肉質細嫩、味道鮮美。鹿肉中含有豐富的蛋白質、脂肪和維生素，吃鹿肉對經常手腳冰涼的人有很好的溫煦作用，鹿肉還有補脾益氣、溫腎壯陽的功效。此外，食用鹿肉對人體血液循環系統、神經系統有良好的調節作用。

鹿頭肉味甘，性平。鹿頭肉補氣益精，治虛勞等症，將鹿頭肉熬成膠即可。

鹿蹄肉可治療風寒濕痺、腰腳疼痛不能踏地等症。

鹿脂可以溫中散寒，治療臉上瘡癬腫痛等症，還可以治療中風等引起的四肢不遂症狀。

鹿髓味甘，性溫，無毒。鹿髓有補陽益陰，生精潤燥，滋潤肌膚的功效。鹿髓還可以用來治療肺瘻咳嗽、陽萎、氣血不足等症。

鹿腦有補髓、益腦、補虛勞的功效，還可用於治療神經衰弱、偏頭痛等症。

鹿血主要是指梅花鹿的血液，是一味傳統的名貴中藥。鹿血具有大補虛損、益精養血等改善性功能的療效。此外，鹿血還有提高免疫功能、抗衰老、抗疲勞的功效。鹿血還可止血，解毒。

鹿腎味甘，性平，無毒。將腎煮食可治腎炎、腎虛等症，另外，鹿腎對治療腰膝勞損、腿軟無力有很好的療效。

鹿茸味甘，性溫，無毒。鹿茸是茸未骨化密生茸毛的幼角。鹿茸是醫學上常用的一種珍貴藥材，它含有多種胺基酸、維生素。有補腎壯陽、強筋健骨的功效。醫學上常用鹿茸治療身體羸弱、調節血壓及促進機體的生長發育和新陳代謝，此外，其對神經、血管系統也有良好的調節作用，有助於恢復和維持身體健康。

鹿角膠味甘，性平，無毒。鹿角膠可以溫肝補腎，益精養血，對治療陽萎遺精、腰膝酸冷、便血也有一定療效。

鹿角霜味鹹，性溫，具有補虛助陽之效。將其治成藥劑，還可治療腰脊痠痛、脾胃虛寒等症。此外，鹿角霜對治療子宮虛冷、血崩帶下等症也有很好的療效。

鹿骨味甘，性微熱，無毒。鹿骨是鹿骨膠的主要原料。鹿骨可煎湯酒泡，也可燒後研末備用，可以補虛祛風、強健筋骨、安胎下氣。久服可治虛弱、跌打損傷、風濕麻痺、風寒關節痛等症狀。

鹿筋含有大量性激素及鐵錳等無機元素，可用來治療勞損、風濕性關節痛及轉筋等症。

【羚羊】

羚羊像羊，顏色青但毛粗，兩角短小，又名九尾羊。

羚羊肉味甘，性平，無毒。食之可治惡瘡。和五味炒熱，放在酒中經一夜後飲服，可治中風、筋骨僵硬強直。

羚羊角味鹹，性寒，無毒。可使人耳聰目明、輕身、肌膚潤澤、精力旺盛、不易衰老。可治夜晚不寐、惡血注下、傷寒發熱、食噎不通、中風筋攣、附骨疼痛等症。研成末和蜜糖服用，治卒熱引起的煩悶和熱毒引起的痢血、疝氣；磨成末和水塗腫毒，治中惡毒風，消散產後瘀血留滯，熱毒攻心煩悶；燒成末和酒服用，治小兒驚癇狂悸，平肝舒筋，定風，定魂，散血下氣，辟惡，解毒。

羚羊肺，可治水腫膨脹、小便不利。

羚羊膽味苦，性寒，無毒。可治臉上黑斑，如雀斑。

【犛牛】

犛牛體形壯大、力氣非凡，是高原人民的好幫手。犛牛生存於冰天雪地中，具有一定的醫藥價值。

犛牛的喉嚨藥效非凡，可以治療甲狀腺腫大，即大脖子病。

【水獺】

水獺外形可愛，牠生活在水中，易於養殖。養水獺現已成為一條新的致富之路。

水獺肉味甘，性寒，無毒。可以疏通血脈，治療腹部脹滿。還有補腎排毒的功效。此外，水獺肉還可治療瘟疫。

水獺肝味甘，性溫，無毒。將肝煮熟後按個人口味加五味食用，可以治療瀉血不止；將肝燒為灰末，用開水沖服可治腸痔出血，以酒送服可治療虛勞咳嗽。

水獺腎可以補腎壯陽。

水獺膽味苦，性寒，無毒。將膽點入藥中，可治療視物不清。

禽類篇

禽類指雞、鴨、鵝等。牠們體形一般較小，但是美味程度一點也不低，燒雞、烤鴨早已是人人稱道的美味。禽類除食用外，還各具特色及價值，如烏骨雞就不是憑藉美味，而是憑藥用功效得到人們的青睞的。另外，還有一些飛禽，人們是識其名不識其實，如麻雀有何價值，尚不為大多數人所知。

【雞】

雞是生活中常見的家禽之一，營養豐富且具有非凡的藥用價值，在民間有「濟世良藥」的美稱。

雞肉味甘，性溫，無毒。雞肉富含蛋白質、脂肪及多種維生素。據醫書載，雞肉具有溫中益氣、補精增髓的功效，此外，還能益五臟，補虛損。雞肉可以用來治療脾氣虛弱、陽虛引起的乏力、浮腫、虛弱頭暈等症，還對腎精不足所致的小便頻繁、耳聾等症有很好的輔助療效。雞肉雖好，但高燒患者、胃熱嘈雜患者及尿毒症患者忌食，否則，會造成病情加重的惡果。

丹雄雞肉味甘，性溫，無毒。食之能溫中補血，治療瘡瘍潰爛流膿血等症，還對排毒、治療崩中漏下有益處，長期食用還能補肺。

白雄雞肉味酸，性溫，無毒。該雞肉有調中祛邪，下氣消積食的功效。除此之外，它還能治療狂躁，安五臟，利小便，治丹毒，在治療糖尿病方面也有一定的功效。

烏雄雞肉味甘，性溫，無毒。該雞肉可以治療腹痛、風濕麻痺、骨折等症，此外，還有溫中止痛，補虛安胎的功效，因此，烏雄雞肉非常適宜產婦食用。

黑雌雞肉味甘，性平，無毒。該雞肉藥用價值很高，食之可安胎補血及產後虛弱，因此，該雞肉也適於產婦食用。此外，該雞肉還可治療反胃、腹痛及骨折。將其做成羹食用，還能治療風寒。

黃雌雞肉味甘，性平，無毒。食用黃雌雞肉對身體十分有益，它可以治療五臟虛損、肢體乏力，且能填精補髓，治小便頻繁、痢疾等症。

烏骨雞味甘，性平，無毒。將其做成湯飲用，可以補虛強身、補勞虛損，治療婦女崩中帶下等症。此外，烏骨雞對治療心腹疼痛、糖尿病有一定的功效。

烏雞味甘，性熱，無毒。烏雞是雞中極品，含有豐富的優質蛋白質，具有很高的藥用價值，烏雞可以養陰退熱、補益肝腎，此外還適用於虛弱潮熱，月經失調和遺精等症。

雞腦中含組胺酸等多種胺基酸。雞腦可用於對小兒驚癇、夢驚的治療。將雞腦燒灰後用酒送服，可治療婦女難產。

雞血味鹹，性平，無毒。雞血可祛風活血通經絡。取雄雞血煎熱塗之，可治中風口臉歪斜不正。將雞血加熱服用，可治小兒便血及驚風。此外，雞血還有安神定志、解毒作用。

雞冠血味鹹，性平，無毒。每種雞的雞冠血作用不同。紅雞的雞冠血可治白斑，祛除經絡間的風熱，將其塗在臉部可治療口眼歪斜。而烏雞的雞冠血，可治療乳汁不通，對眼睛見風流淚也有一定療效。服用雞血可用於治療小兒急驚風，還可以解毒。

雞心具有補心鎮靜的作用，適合心悸、虛煩患者食用。

雞肝味苦，性溫，無毒。雞肝具有補肝、養血、明目的作用，適合視力下降、夜盲、貧血者食用。除上述外，雞肝還有補腎養肝，治心腹痛，安胎止血的作用。

雞膽味甘，性寒，無毒。雞膽具有清熱解毒的作用，對膽囊炎、百日咳患者有效，而且還能聰耳明目，輕身，使人肌膚潤澤，精力旺盛，不易衰老，可瀉肝火，理肺氣，還可消除各種炎症。

雞腸味甘，性平。可治療遺精、小便失禁等症。

雞腎味甘，性平。可用來治療頭昏眼花、耳鳴耳聾、盜汗等症。

雞內金味甘，性平，無毒。雞內金是常用中藥，含有骨激素、角蛋白等，雞內金具有健胃養脾的作用，對消化不良、腹脹等也具有一定治療功效。

雞嗉可以用來治療小便失禁及噎食不下等症。

雞蛋味甘，性平，無毒。雞蛋內含有豐富的蛋白質、脂肪、維生素。雞蛋可以安神定心，利五臟，止驚安胎。將熟蛋用酒調後服用，可治療產後耳鳴、耳聾。用醋煮後服用，可治赤白久痢、產後虛痢。但是，多食會導致腸鳴、動風氣。

蛋清味甘，性寒，無毒。生食蛋清可治療難產、小兒瀉泄。蛋清還可用來治療眼睛紅腫疼痛、咳嗽氣喘、胸中鬱熱等症。將一枚雞蛋的蛋清與適量醋攪勻後服用，可用於治療產後經閉。而將其與紅豆末調和，塗抹患處，可治療一切熱毒、丹毒腫及肋痛。

蛋黃味甘，性溫，無毒。蛋黃中的卵磷脂可以促進肝細胞的再生，還可提高人體血漿蛋白含量，增強肌體的代謝功能和免疫功能，卵磷脂被消化後可釋放膽鹼，從而改善人的記憶力。

蛋殼可壯骨並抑制胃酸，將蛋殼焙燒後研成末，用開水沖服，可治胃病、佝僂病及肺結核、骨結核等。此外，還有治療盜汗、腰痠背痛的功效。將蛋殼燒灰用油調和，可用來塗治癬疾及小兒頭身生髮的各種疥瘡。

蛋殼中白皮與麻黃、紫苑同服，可治療咳嗽。

【鴨】

鴨形態憨厚，味道鮮美，深受人們喜愛。

鴨肉味甘，性微寒。鴨肉營養價值很高，是典型的高蛋白低脂肪食品，對人體健康非常有益。另外鴨肉中還含有維生素、鉀、鐵、銅、鋅等營養物質。食之可清肺補血、利水消腫，還可用於治療血暈頭痛、陰虛失眠、肺熱咳嗽、腎炎水腫、小便不利、低熱等症。此外，鴨肉還能養胃生津，止咳息驚。對麻疹患者及熱症的治療有明顯療效。

鴨蛋也有較高的營養價值，它富含蛋白質以及多種礦物質，尤其是鐵、鈣的含量很高，食用鴨蛋有大補虛勞、滋陰活血、潤肺美膚的功效，對水腫

脹滿、陰虛失眠也有一定治療功效，外用可以治療瘡毒。此外，還能用來治療喉痛，止肺熱咳嗽，治療牙痛、高血壓、心煩、失眠等症。

民間小祕方：

1. 把適量菊花放在鴨腹內，縫好後入鍋煮食。能益氣利尿，增強體質。

2. 鴨肉與山藥一塊食用，可以補肺止咳。

【鵝】

生活中所見的鵝腳形大如蹼，前額有肉瘤，走起路來，姿態優美，頗具風度。駱賓王的《鵝》中就很好地描繪了鵝在水中的優美姿態。鵝不但在傳統文化上有所貢獻，在醫藥學上也是作用非凡。鵝是天然綠色食品，營養價值非常高，且有很好的醫療保健作用。

鵝肉味甘，性平，無毒。鵝肉含有豐富的蛋白質、脂肪、礦物質，吃鵝肉可補虛益氣，和胃止渴，用於治療中氣不足、消瘦乏力、胃口不好以及口渴、氣短、咳嗽等。常食鵝肉湯，對於老年糖尿病患者還有控制病情發展和補充營養的作用。

鵝肝含有豐富的卵磷脂、不飽和脂肪酸，有健腦、護肝、養顏的功能，是飛行員的必備食品。

鵝膽味甘，性寒，無毒。鵝膽能清熱止咳，對治療痔瘡有一定的功效。

鵝血味鹹，性平，微毒。鵝血能解金屬及藥物中毒。據醫書記載，生食鵝血可治療肺、胃、淋巴等的惡性腫瘤，因為它對增加病人白血球、改善症狀及延長生存期有一定功效。

鵝蛋味甘，性溫，無毒。鵝蛋中的蛋白質含量相當高，對治療高血壓有很好的作用。

> ### 民間小祕方：
>
> 1. 將鵝肉、豬瘦肉、淮山藥、玉竹以及北沙參共同煮食，可治療陽氣不足所致的口乾口渴、乏力，氣短咳嗽等症。
>
> 2. 把蘿蔔與鵝肉一起燉食，可以化痰平喘止咳，有利肺氣。

【雉】

雉也就是野雞，因其羽毛華麗，所以有七彩山雞之稱，雉雞是集肉用、藥用和觀賞於一身的名貴野味珍禽，因其營養價值極高，所以在民間有「寧吃飛禽四兩，不吃走獸半斤」之說。

雉肉味酸、甘，性寒，無毒。雉肉細嫩鮮美，清香可口，且雉肉乃高蛋白低脂肪食品，因此受到人們的歡迎。食之有補中益腎、止咳、提神補腦之功效。因其含有較多的鍶和鑰，所以還有預防和治療癌症的作用。此外，雉肉還能抑喘補氣、止痰化淤、清肺止咳、益肝活血，而且還是治療痰氣上喘的良藥。經常吃雉肉有利於減緩記憶力衰退速度，還能有效防止血管硬化。

雉腦外塗可以治療凍瘡。

【山雞雉】

山雞雉具有極高的觀賞價值，有著華麗的羽毛，不但外表好看，其藥用價值也很大。

山雞雉肉味甘，性平，有小毒。作為野味，將其燒烤後食用，可以補中益氣。將其做成肉羹食用，對治療五臟功能紊亂引起的咳喘十分有效。但是食用太多會使人虛瘦，還會引發痔瘡等病症。

【鷓胡】

鷓胡在中國古代詩詞中常用來襯托一種悲涼的情感，為人們所熟知，而牠在詩詞之外還有何貢獻呢？

鷓胡肉味甘，性溫，無毒。食之可以祛痰補腦，且能用於解野葛、菌子及金屬中毒，還可以補五臟，強心益智。但是鷓胡肉不能同竹筍一同食用，否則會引起小腹脹氣。

【鴿】

鴿子外形嬌小可愛，自古被視為和平的象徵，而且鴿子營養豐富，是美食家的真愛。

鴿肉味鹹，性平，無毒。鴿肉鮮嫩味美，被視為高蛋白、低脂肪的滋補佳品，食用鴿肉可以滋腎益氣、去風解毒。還有治療瘰疾的功效。除上述功效外，鴿肉還可調節心臟功能、養血，並具有預防疾病、消除疲勞、增進食慾的功效。

鴿蛋味甘，性平，無毒。鴿蛋中富含蛋白質、脂肪及鈣鐵等多種營養物質。食之可利補肝腎、益養精氣、豐潤肌膚等，此外，食用鴿蛋還可以預防麻疹。貧血、月經失調、氣血不足的女性吃鴿蛋，不但可以美容養顏，還能治癒疾病。

鴿血可解藥物及蟲蛇毒。

【雀】

雀通常為麻雀，麻雀在生活中為人們所熟悉，但牠在醫學上的價值就鮮為人知了。

雀肉味甘，性溫，無毒。雀肉含有蛋白質、脂肪及多種維生素。雀肉能滋補五臟，益精填髓，而且雀肉還能補精，是壯陽益精的佳品，適用於治療

腎陽虛所致的陽萎。雀肉燒熟食用，有溫陽作用，對陽虛、陽萎、早洩、帶下症等有較好的療效。

雀卵味酸，性溫，無毒。雀卵內含有豐富的蛋白質、維生素 A 及鈣鐵等。雀卵能滋補精血，壯陽固腎。適用於精血不足、體虛手足冷等症。由腎虛所致的陽萎，精血不足造成的停經、頭暈及臉色不佳者吃雀卵有健體養顏的功效。

雀肝對治療腎虛陽衰有一定的作用。

【燕子】

燕子是生活中熟知的一種鳥，牠活潑好動，不停轉輾翻飛於蒼天大地之間，如同精靈一般。

燕肉味酸，性平，有毒。燕肉只能外用治療痔瘡而不能食用。

燕的卵黃可以治療水腫暴起等症，每次吞服十粒即可。

【鵪鶉】

鵪鶉嬌小可愛，卻勇猛好鬥，而且肉質鮮美，為禽中上品。

鵪鶉肉味甘，無毒，含有大量蛋白質、維生素以及多種礦物質，食之可以補五臟，益精血，溫腎助陽，而且食鵪鶉肉對高血壓、肥胖症患者有一定治療作用。

民間小祕方：

用鵪鶉肉與粳米一起熬粥，加入油鹽等調味料調味，食之可以治療食慾不振、脾胃虛弱、泄瀉等症。

【斑鳩】

斑鳩肉味甘，性平，無毒。斑鳩肉可以聰耳明目、輕身，使人肌膚潤澤，精力旺盛，不易衰老，經常食用還可益氣養氣，滋陰補腎。

【布穀鳥】

布穀鳥外形可愛，啼叫聲清脆，開春時，牠的一聲啼叫為大地換了新裝。

布穀肉味甘，性溫，無毒。食用之後，可造成安神定志的效果。

【青雀】

青雀肉味甘，性溫，無毒。食用青雀肉可以治療肌肉柔弱無力的症狀。

【鶯】

一提到鶯，首先想到的是牠那婉轉的叫聲，以及「兩個黃鸝鳴翠柳」的景象。在醫學上，鶯的作用很大。

鶯肉味甘，性溫，無毒。食用鶯肉可補益陽氣、助脾。民間有吃鶯肉可使人不生妒忌的說法。

【啄木鳥】

啄木鳥給人最大的印象就是牠總可以用長長的嘴巴將蟲從樹洞裡叼出來，這可以算是牠的獨門絕學了。

啄木鳥肉味甘，性平，無毒。食之可治療牙病及齲齒，對治療痔瘡也有一定的療效。

將啄木鳥的血加熱後飲用，可以美容。

【烏鴉】

烏鴉外表醜陋，叫聲刺耳，在民間常被看作是不祥的象徵。但其內在本質還是好的，比如在醫藥學上，牠就有很大的作用。

烏鴉肉味酸，性平，無毒。食用烏鴉肉可治療內傷咳嗽，還可治療小兒驚癇、五勞七傷等症。此外，對治療高燒不退、咳血也有一定的療效。

【喜鵲】

喜鵲同烏鴉正好相反，喜鵲在民間一直被當作吉祥物，因為牠上下飛舞，善於鳴叫，且叫聲動聽可以創造出喜氣和諧的氣氛。

喜鵲肉味甘，性寒，無毒。食用雄鵲的肉，可以止口渴，祛風，利大小便，而且能除治煩熱、胸膈癥結等病症。此外，喜鵲肉還可以消除熱結。

【山鵲】

山鵲肉味甘，性溫，無毒。食用山鵲肉可以解各種果實之毒。

【杜鵑】

杜鵑的鳴叫極其哀切，在中國古代詩詞中常用之形容悲傷之情。杜鵑也有一定的藥用價值。

杜鵑肉味甘，性平，無毒。將杜鵑肉烤熱後外貼可治療瘡瘍。

畜類篇

畜類指的是豬、狗、馬、牛等，牠們體形較大，多可協助人們勞動。畜類的肉及內臟可以用來製作各種美味佳餚，是人們重要的肉食來源。畜類的皮毛經過加工有較大的經濟價值。此外，畜類還具有極高的藥用價值。

【豬】

公豬肉味酸,性冷,無毒。吃公豬肉可以補腎氣,治療水銀風,和中、抗惡邪氣。該肉可以治狂病經久不癒,可壓丹石,解熱毒,適宜肥熱人食用。但經常吃公豬肉,會使血脈不通暢,筋骨衰弱,肌肉虛軟,須注意的是金瘡(中醫指刀槍等金屬器械所造成的傷口)病人尤其要忌食。

公豬頭肉有毒。食之可治寒熱所致的尿閉症。與五味子一同煮吃,可以補氣虛乏力,治小兒驚風和痔瘡疥癬,壓丹石,但也會使人臟腑功能失調、氣血逆亂,有風病的人應忌食。

江豬肉味酸,性平,有小毒。既然有毒,則多食會使人感到身體沉重,還會使人全身筋肉碎痛而乏氣力。

豬頸肉可以治酒積引起的面黃、腹脹諸症。用頸肉一兩,切碎後與甘遂末調合,做成丸子用酒服食即可。

豬脂肪味甘,性寒,無毒。食之可以殺蟲,治多種皮膚病,還可解地膽、亭長、野葛、硫磺等毒。也可解各種肝的毒性,利於調養胃腸,通利小便,治五疸水腫,生毛髮並能破冷結,散瘀血,養血脈,散風邪挾熱,潤肺。用酒調服多次,可治產後胎盤不下。若將其製成手膏塗手,可防止皮膚皸裂。

豬腦味甘,性寒,無毒。食之可治風眩腦鳴,塗在紙上貼凍瘡癰腫,待紙乾時即痊癒。用酒化開後擦洗,並塗抹患處,可治療手足皸裂出血。

豬血味鹹,性平,無毒。食之可以治頭痛眩暈和淋瀝病症。還可治療腦血管意外等疾患。用清酒調和,食用可以治癒下身突然出血不止。豬血還可壓丹石,解各種毒。用清油炒食,可治腹內寄生蟲。但是服用地黃、何首烏等補藥的人應忌食,因為可能損陽。而且也不能與黃豆同食,同食會滯氣。

豬心味甘、鹹,性平,無毒。食之可治貧血、補體虛。還可治驚悸憂憤、虛驚氣逆,婦女產後中風和血氣驚恐。但經常吃會損耗心氣,且不可與吳茱萸同食。

豬肺味甘，性寒，無毒。將豬肺切碎用麻油炒熟，同粥一起吃可以補肺，療肺虛咳嗽。注意豬肺不能與白花菜同食，否則會使人氣滯、上吐下瀉。

豬腎味鹹，性冷，無毒。食之可補虛壯氣，消積滯，治食生冷食物引起的腹瀉，止糖尿病和尿崩症引起的饑渴。治分娩期虛汗，嚴重腹瀉。而且它還可以治理腎氣，通利膀胱，暖腰部膝部，治耳聾。豬腰雖然補腎，但若經常吃，會傷腎，而且還可能損人真氣，令人發虛胖。

豬肚味甘，性寒，無毒。食之可以治肺結核咳嗽不止及小兒蛔蟲引起的營養不良，還可治肺結核後血脈不通暢，還可補羸弱助氣力，消除腹內積塊，治療惡瘡。它還可補中益氣，止渴以及防治嚴重腹瀉引起的虛弱。

豬腸味甘，性寒，無毒。食用豬腸可以治虛渴所致的小便頻繁。還可以補腎，治療膀胱和腸道功能虛竭等症。

豬膽味苦，性寒，無毒。豬膽可治便祕，通小便，敷惡瘡，治眼紅視物不清，使人耳聰目明，肌膚潤澤，精力旺盛，不易衰老，另外，它還可清心降肝脾火氣，治傷寒熱渴，肺結核病，糖尿病，治小兒長瘡。若用於洗頭，還可去油膩使頭髮有光澤。

豬腳味甘，性涼，無毒。將它煮成清湯，食用可以消除毒氣，消散熱毒，去除爛肉。若煮成濃湯，則可催乳且解各種藥毒，而且可以使肌膚柔滑。

民間小祕方：

1. 把綠豆和粳米熬成粥，再把切好的豬肝放進去，等到再次煮熟時即可食用，食之可以補肝養血、明目潤膚，還可以清熱。

2. 把豬心切好後，加適量水煮爛，最後加紫菜，煮熟後即可食用，食之可以養心安神，也可以治療失眠症。

【狗】

狗靈巧可愛通人性，因此人們非常喜歡牠。牠身上的每個部位也可在醫學上大顯身手。

狗肉味鹹，性溫，無毒。將狗肉與五味烹煮之後，空腹食用，可以補血，增強腸胃運化能力以及腎、膀胱的功能。另外，牠可以安五臟，養補絕傷，養腎補胃，壯陽益氣，暖腰膝。

狗腦可以治頭風疼痛、鼻息肉等症，另外用狗腦髓外塗可治狗咬之傷。

狗心同腦一樣可治狗咬之傷，而且食之可治胸中鬱氣，治療風痺所致的鼻出血以及陰部生瘡等症。

狗肝可以除去腳氣攻心的痛苦，只要將生切後的肝用薑、醋炒後食用即可。

狗胰臟則可除去臉部黑斑，防止手足皴皺。

狗膽味苦，性平，有小毒。食用它可以使人耳聰目明、肌膚潤澤，精力旺盛，不易衰老。敷塗可以治療鼻道阻塞和鼻中息肉等症。狗膽還可殺蟲消積食，治鼻出血和耳病等。

狗血味鹹，性溫，無毒。將白狗血與酒一起服用，可以防止癲疾發作。將烏狗血與酒一起服用，可以治難產等症。飲用熱血，可治虛勞吐血，還可補安五臟，解毒。

狗蹄肉味酸，性平。將蹄肉煮成湯食用可以催乳。

狗骨味甘，性平，無毒。用它可以補虛，治療小兒受到外界驚嚇引起的驚癇等症。它還可以治療各種瘡瘻和乳癰腫。將它燒成灰可用來敷塗治療馬瘡。用豬油調後，可敷鼻瘡。同米煮成粥，婦女飲用後可以提高懷孕機率。

狗頭骨味甘，性平，無毒。用頭骨可治金瘡出血等症，燒成灰則可治久痢、勞痢。此外，它還可治女子白帶過多，癰疽惡瘡等症。

狗皮燒成灰可以治療各種類型的風病。此外，狗皮還可治腰痛。

狗毛可以治療難產，將毛燒成灰，用開水沖服，可以治療邪瘧。

民間小祕方：

把番薯切塊後與等量狗肉一塊煮兩～三個小時，調味後即可食用，食之可治療尿頻、腎虛、陽萎。

【貓】

貓嬌小可愛、易於畜養，為寵物家族的重要一員。牠不但外形可愛，內在也很實用。

貓肉味甘，性溫，無毒。可以治瘰病，防治頸淋巴結核等症，還可以治血吸蟲病。

貓肉與莽草等份搗成末，點入瘡口中，可以治療頸淋巴結結核潰爛的症狀。

貓肝生晒研末後用酒調和可以治瘰病，還可以殺蟲。

貓胞衣味甘，性溫。將胞衣燒成灰再加少量硃砂末放在舌下可以治療反胃吐食。

【羊】

羊溫順易養，而且營養價值很高，為農民朋友常來了可觀的經濟效益。再加上「三羊開泰」的吉祥含義，羊更得到了人們的青睞。

羊肉味苦、甘，性大熱，無毒。羊肉可以治療頭暈和消瘦，還可治男性五勞七傷、小兒驚癇等症，開胃健力，暖中。此外，它可治乳腺增生等乳房疾病以及體虛易出汗，還可補中益氣，鎮靜安神。產婦可食羊肉，因為它可

止痛益養。《本草綱目》載，熱病、時氣所感疾病以及瘧疾病人用後，會導致病情復發甚至危及生命，所以應忌食。

羊乳味甘，性溫，無毒。羊乳可潤心肺，治療糖尿病、尿崩症等引起的煩渴，而且可治療虛勞，益養精氣，補腎肺，利小腸氣。將它同羊脂一起做羹湯，可以補腎並能治療中風等症。另外，它可以治療小兒驚癇，且對大腸十分有益。將羊乳溫熱後服食，可以治療心臟突發疼痛。不定時多次溫飲可以治療乾嘔和反胃。除上述外，它還可以解蜘蛛咬傷，銜於口中，可治療口瘡。

羊心味甘，性溫，無毒。食之可以補心，治癒因憂悶悚懼引起的膈氣。但有孔的羊心會傷害人身，引起疾病，故應忌食。

羊腦有毒，應忌食。將羊腦加到面脂手膏中，可滋潤皮膚，去除黑斑。塗在有損傷、肉刺處，很快可以治癒。

羊髓味甘，性溫，無毒。用酒送服，可以治療陰陽氣不足、男女傷中等症。還益於經脈，有止毒的功效。食之可袪除風熱、補充血氣不足。除上述外，羊髓可治女子貧血，並能潤肺。對女性來說，還可以營養皮膚、除斑。

羊肺味甘，性溫，無毒。食之可補肺，止咳嗽。將它與小豆葉一同煮食，可以治療小便頻繁。此外，它還可以解毒。

羊腎味甘，性溫，無毒。羊腎中含有豐富的蛋白質、脂肪、維生素等，很適於腎虛陽萎者食用，因為它有生精活血、壯陽補腎的功效。羊腎還可治療尿頻。將羊腎與羊脂一起煮成羹湯食用，可以治療勞痢等症。同時，還可治療腹中積塊、脹痛。

羊膽味甘，性寒，無毒。可以使人耳聰目明、身輕，並使人肌膚潤澤，精力旺盛，不易衰老，可治各種風熱疾病、紅眼病、青光眼、肺結核並伴有吐血症狀，還可治咽喉腫痛、便祕、瘡癬癬等，能滋生血脈。

羊肝味苦，性寒，無毒。食之可治眼睛紅腫疼痛和熱病後失明。它還可以補肝，治療肝風虛熱等症。將羊肝切成片用水浸貼，可以解毒。但注意羊肝不能和生椒同吃，否則傷人五臟。

羊胃味甘，性溫，無毒。將羊胃做羹食用可以治療反胃虛弱，止虛汗，還可治小便頻繁。但不可多食，否則會造成反胃噎嗝等病症。

羊胰是美容佳品，可以去除臉上斑痕，使肌膚光澤明潤。而且它還可以潤肺，治療疥瘡等流膿血。

羊脂味甘，性熱，無毒。可以止勞痢，滋潤肌膚，殺蟲，治療瘡癬、瀉痢、脫肛，袪除風毒。還可防治產後腹中絞痛。

羊頭骨味甘，性平，無毒。可以治療小兒驚癇等症。

羊脊骨味甘，性熱，無毒。可以治療腰痛和下痢，補腎通經脈。

羊尾骨可益腎明目，補下焦虛冷。

羊脛骨味甘，性溫，無毒。羊脛骨富含鈣等微量元素，可以使腰腿強健。還可以堅固牙齒，去除臉部黑斑，治腎虛者不能射精或精液白濁。

羊齒性溫，可治小兒因寒熱不調引起的癇症。

羊頭蹄味甘，性平，無毒。可以治療腎虛精竭。治療男子因五勞引起的一些症狀，如陰虛、潮熱、盜汗。還可以安心止驚，止汗補胃。治療小兒驚癇、腦熱頭暈等症。但是患冷病的人應忌食。

羊角味鹹，性溫，無毒。羊角也可聰耳明目、輕身，使人肌膚潤澤，精力旺盛，不易衰老。服用它可安心益氣。此外，它還有止驚悸及驟寒引起的瀉泄，治療頭風疼痛和蠱毒吐血及婦女產後疼痛的功效。將羊角燒成灰可治漏下且可退熱。

羊鬚燒成灰後和油敷塗，可以治療小兒口瘡以及其他尿瘡。

民間小祕方：

1. 把植物油放在鍋中燒熱後，加放花椒、辣椒，炸焦後撈出，再把羊肉絲、蔥頭、薑絲入鍋煸炒，再放入調味料即可，食之可祛痰利水，溫陰化濕，對治療肢體寒冷有一定療效。

2. 把羊脂、羊髓煎沸，再加入適量蜜和地黃汁及少量薑汁，不停攪拌，將其熬成膏，食之可治療肺病。

3. 把一個羊肝、一兩黃連、二兩熟地黃，入鍋煮熟食之可治療青盲、白內障等。

【牛】

牛自古就是農民的好幫手。不論耕田，還是拉運，牛都是行家。另外，牛肉也是歐美國家現代飲食的主流。所以牛與人們的關係極其親密。

牛肉是優良的高蛋白食品，含有大量維生素及鈣、鐵等微量元素，且易於被人體吸收。

黃牛肉味甘，性溫，無毒。食用該種牛肉對腰腳十分有益，還有止渴和止唾涎的功效。此外，黃牛肉還可安中益氣，健脾養胃。但有的黃牛肉有微毒，應忌食。

水牛肉味甘，性平，無毒。食用水牛肉可強壯筋骨，補虛消腫。水牛肉同黃牛肉一樣，也可安中益氣，健脾養胃。此外，它還有治乾嘔腹瀉的功效。

牛奶味甘，性寒，無毒。喝牛奶早已被公認為提高營養的重要措施，可見牛奶的營養價值之高，食用牛奶不僅可補充人體所需的各種營養，還可以養心潤肺，解熱散毒，滋潤皮膚。此外，牛奶可以補虛降熱。將牛奶煮沸後飲用，可以治癒由於冷氣而引起的胸腹脹痛。對老人、小兒都十分有益。牛奶還可補益勞損，滋潤大小腸，對治療反胃、痢疾也十分有效。

牛心可治療神經衰弱、健忘、嗝氣、驚悸等症。

牛肝可使人耳聰目明、身輕，使人肌膚潤澤，精力旺盛，不易衰老。用醋煮食後可治療瘧疾和痢疾。而且牛肝還可治許多婦科疾病。

牛胃又叫百葉，將牛胃與薑、醋煮熟食用後，可以解藥毒、酒毒，還可治熱氣水氣、痢疾。

牛膽味苦，性大寒，無毒。食之亦可聰耳明目、輕身，使人肌膚潤澤，精力旺盛，不易衰老。牛膽可以製成藥丸治胸腹熱渴，益目養精，對止下痢和治口乾舌燥也有很好的效果。

牛腎味甘，性溫，無毒。牛腎同醋煮食可補中益氣，健脾養胃。還可以解毒消渴，對治眩暈、補五臟均很有效。

牛血味鹹，性平，無毒。牛血可以解毒補中，還可治血痢、便血、脾胃虛弱、貧血及婦女停經等症。

牛脂味甘，性溫，微毒。將牛脂加到潤膚霜中，可以治各種瘡疥癬所導致的白禿。但是食用過多會使舊病復發。

牛髓味甘，性溫，微毒。食之可以潤肺補腎，營養肌膚，調理損傷。經常服用可以補中，增壽。用清酒送服，對益氣、治療泄痢十分有效。

牛皮可以治療水腫、小便澀少等症。

牛牙齒可以治療小兒驚癇，此外還可治其他多種癲癇。

牛黃味苦，性涼。牛黃是一種比較珍貴的中藥材。牛黃可以用來清熱解毒，治療口舌生瘡、咽喉腫痛等炎症。

牛骨味甘，性溫，無毒。將牛骨燒成灰可治療吐血以及鼻出血不止、月經失調及白帶增多、異常等症。此外，牛骨還可以瀉火，治瘧疾。

牛角味苦，性寒，無毒。將牛角燒烤後碾末可以治療寒熱頭痛。煎煮成湯服用，可以治毒風散暴熱。還可以治療扁桃腺炎腫塞，只要燒成灰用酒沖服即可。

民間小祕方：

　　將調好的牛肉絲在油中炸至七分熟，再加放適量陳皮，攪拌後盛出，把蔥絲、薑絲、芹菜、辣椒等在油中煎炒一下。倒入陳皮牛肉絲，快火烹熟即可，食之可以治療咳嗽痰多、胸腹脹滿等症，還可以健脾消腫，補中益氣。

【馬】

　　馬富有活力、善於奔跑，寶馬良駒是人們的至愛。伯樂相馬的故事流傳千年，徐悲鴻畫捲上的馬豪爽奔放。除此之外，馬具有極高的藥用價值。

　　白馬肉味辛，有毒。白馬肉可以強壯腰脊，強筋壯骨，增強心志，還可輕身除熱，將白馬肉煮湯可治療因頭瘡而引起的白禿現象。此外，白馬肉乾可以治療寒熱痿痺等症。注意白馬體表有異常顏色的應忌食，否則可能會造成傷害，甚至中毒。

　　馬心對治療健忘症十分有效，將馬心晒乾後搗成末，用酒沖服即可。

　　馬寶就是胃腸道中的結石。同牛黃一樣，馬寶也可清熱解毒，鎮靜化痰。能治痰熱內盛、神志昏迷以及驚癇癲狂等病症。

　　馬乳味甘，性冷，無毒。將馬乳製成乳酪後食用可以使人消瘦，是減肥的佳品。另據醫書記載，馬乳還可去除熱毒。

　　馬頸上的膏脂味甘，性平，有小毒。該膏脂也是美容家的至愛。它可以除臉部黑斑，防止手足皮膚乾燥皸裂，此外還可以使人生髮。除上述外，該膏脂還有治療偏風所致口歪的功效。

　　馬骨有毒，但將其燒爛後，可以用於治療關節炎。將馬骨燒成灰後與醋和勻，塗抹在患處，可以治療小兒頭瘡和身上的瘡。若與油一起調和，也可治療小兒頭瘡、耳瘡等瘡體感染化膿。此外，它還有治小兒夜啼的功效。

馬頭骨味甘，性寒，有小毒。將其燒成灰後，用開水沖服，可以治療失眠。此外，燒灰後敷在患處，對治頭瘡、耳瘡有奇效。馬頭骨對治牙疼也有一定功效。

馬懸蹄味甘，性平，無毒。馬懸蹄可以治療癲癇，對牙疼也有一定療效。此外，它還可治療鼻出血、白帶過多，能散瘀血，同時馬懸蹄還可治療齲齒。

馬血有大毒，應忌食。

馬皮在婦女臨產時可以催生。將馬皮燒成灰與豬油調膏敷可以治療小兒白禿的症狀。

馬牙味甘，性平，有小毒。將馬牙燒成灰後用唾液調和，對治療癰疽疔腫十分有效。此外，用水磨服還可治療小兒驚癇。

馬鬃毛有毒。將鬃毛燒成灰，可以治療瘀血，同時對治療小兒驚癇、女子赤白帶下有奇效。

馬尾同馬鬃一樣也可治療小兒受外界驚嚇而引起的驚癇。還可治療女子白帶過多的病症。

馬汗有劇毒。長瘡的人不要接觸馬汗，否則會使病情加重。

【驢】

驢的叫聲雖然刺耳，但牠長相可愛且又勤勞樸實，所以受到百姓的喜愛。另外，**驢肉營養豐富，味道鮮美，在民間有「天上龍肉，地下驢肉」的評價。

驢肉味甘，性涼，無毒。驢肉是典型的高蛋白低脂肪食品。吃驢肉可以補氣養血、益精壯陽，滋陰補腎，利肺。對除煩、安神清腦有獨特功效。將驢肉煮湯空腹飲用，可治療多年勞損。但是，孕婦應忌食驢肉，因為食後會難產，此外病死的驢有毒，尤其應忌食。

驢頭肉煮湯服用，可治療多年糖尿病。

驢脂與酒調服三升，可以治療癲狂病。驢脂與烏梅一起調和製成丸劑食用，則可以治療瘧疾久治不癒。若將驢脂同酒一起服用，可以有效治療咳嗽。此外，驢脂還可敷治惡瘡、風腫等炎症。

驢血味鹹，性涼，無毒。可以下除熱氣，滋潤胃腸，對大小腸十分有益。

驢乳味甘，性寒，無毒。飲用驢乳可以去大熱，還可治療小兒因發高燒引起的驚邪赤痢、驚癇等症。而且熱驢乳可治療突然心痛，解小兒熱毒，還對除鬱氣有一定功效。注意不能服用太多驢乳，否則會導致腹瀉。

驢皮是中藥阿膠的主要原料，而阿膠是滋腎補血的好藥。驢皮可以治療虛勞消瘦、肺結核咳嗽痰多且痰中帶血及婦女月經失調、產後血虛、血崩帶下等症。將驢皮蓋在病人身上，可很快治癒瘧疾，而且驢皮還可療骨節疼痛等症。

驢毛可以治療骨頭中的一切風病。

驢骨煮成湯服用可以治癩瘋病，而母驢骨煮的湯則可治療糖尿病久治不癒。

驢的頭骨燒灰後調油拌和，可以治療小兒頭顱內縫開裂、前囟不閉。

驢懸蹄燒成灰敷在癰疽之上，可以散化膿水，還對治療小兒顱囟不閉有很大功效。

民間小祕方：

將驢肉和紅棗、山藥一起煮湯食用，飲湯食肉可以治療貧血並能有效開胃益氣力。

第六章 金石水火土與現代生活

　　五行本是金、木、水、火、土，但因「草木有本心」，而且草本植物與木本植物在本草中所占比例最大，故只好將它們各列一章內容了。剩下的金（石）、水、火、土既無「本心」，又讓人類視作無生命的存在，便理所當然歸為一章了。

金石篇

　　對於金銀珠寶玉石，日常生活中所熟知的是它們高額的價值與美妙的裝飾作用。殊不知，這些貴重的飾物均有其不同凡響的藥用價值。李時珍在《本草綱目》中對此收錄記載較為詳實。

【金】

　　金別名黃牙，太真，分沙金、山金兩種。金的顏色多種多樣，有青、黃、紫、赤各種顏色。這主要是由其純度決定的。其中，以赤金純度、含金量最高。金的質地既柔且剛，兼具銀與銅的特性。熟金屑味辛，性平，無毒。可用作治療小兒風癇神智不清，具有鎮心安魂的功效。金屑可鎮定精神、通利五臟邪氣，對於風熱癲癇、傷寒肺損吐血等，加少量金屑製作成丸藥，口服即可。

【銀】

　　銀質地柔韌，易於分割，便於攜帶，因而很早以前就為人們視作流通貨幣首選。並且，古人很早就認識其藥用價值了。味辛、性平、有毒的銀屑能安神定心、有利五臟，並能祛邪定驚等。而味辛、性寒、無毒的生銀，則能主治失眠、夢魘、熱狂驚悸、發痛恍惚。直接服用，可使心神安定。

【銅】

銅俗分為赤銅、青銅和白銅三種。其中，青銅又叫銅青、銅綠，屬生熟銅，味酸，性平，微毒，可用於治療各類疔瘡、神經性皮膚炎、牛皮癬、燒傷、濕疹等。

【鐵】

鐵，金屬的一種，銀白色，質硬、延展性強。鐵鏽可袪熱平肝、消腫去瘡癤，對口舌生瘡療效顯著。用蒜磨擦鐵，生出的鐵鏽可塗治蜘蛛等咬傷；將醋塗抹於鐵上，生出的鐵鏽，用來治蜈蚣等毒蟲咬傷有神效。

【錫】

錫質地柔軟，味甘，性寒，微毒。據《本草綱目》記載，錫可克制甲狀腺腫大，即俗稱的大脖子病。錫還可治療惡性風毒瘡。

【鉛】

鉛，銀灰色，質輕而重，延性弱，展性強，容易氧化，是製造鉛筆心的原料，還常用作造合金、蓄電池、電纜的外皮等。鉛，味甘，性寒，無毒，可入藥，能安神定性，可治療蛇咬傷、反胃嘔吐，傷寒毒氣、甲狀腺腫大。民間日常生活中常用作治噎嗝、止渴、解金石藥毒。鉛還能堅固牙齒、烏黑毛髮、殺蟲除痰。

【玉屑】

玉屑即玉製成的屑。味甘、鹹，性平、寒，無毒。玉屑能滋潤心肺、有利咽喉、滋長毛髮、除胃中熱、滋養五臟、止煩躁等。古人認為，將玉屑製成麻豆大小的丸藥，堅持服用有利於健身強體、延年益壽。

【珊瑚】

珊瑚是由許多腔腸類動物珊瑚蟲的石灰質骨骼聚集而成的。形狀像樹枝，多為紅色，也有白色或黑色的。珊瑚味甘，性平，無毒。有消除眼內血絲、明目去翳的功效。將其搗碾成細粉末，吹入鼻孔，則鼻出血即止。

【瑪瑙】

瑪瑙又叫文石，也寫作馬腦，一般按顏色分有紅、白、黑三種。瑪瑙味辛，性寒，無毒，可祛惡、熨治眼睛紅爛。將瑪瑙碾搗成細末每天酌情點用，對治療眼球上生白膜有良效。

【玻璃】

玻璃，一種質地硬而脆的透明物體，一般由石英砂、石灰石、純鹼等混合後，在高溫下熔化、成型、冷卻後製成，其主要成分是二氧化矽、氧化鈉和氧化鈣。玻璃味辛，性寒，無毒，可用作熨治熱腫、消除眼翳，有安神定心、治療紅眼病、心熱驚悸等功效。

【水晶】

純粹的石英，無色透明，工藝上常用於製光學儀器、無線電器材和裝飾品等。水晶堅且脆，又名水精，清瑩亮潤、澈透如泉，屬玻璃一類，味辛，性寒，無毒。

民間小祕方：

將水晶粉末用眼藥水調勻，調和成串丸吞服，對治療咽喉鯁塞療效非常好。另外，還可用作熨眼、止熱淚。

【琉璃】

琉璃是用鋁和鈉的矽酸化合物燒製成的釉料，常見的有綠色和金黃色兩種，多加在黏土的外層，燒製成缸、盆、磚瓦等。琉璃質地澤潤光豔。以涼水將琉璃浸冷後，熨治身熱淚赤，療效顯著。

【滑石】

滑石別稱畫石、冷石、液石、番石、共石等。滑石質地滑膩，可通利孔竅，味甘，性寒，無毒。其藥用價值很大，用途廣泛，是製作六一散（又名天水散、太白散、益元散）的重要原料。具體製法如下：取清水沖洗過的白滑石六兩、粉甘草一兩，均碾成末，加少許蜂蜜，溫水調勻後服用，一次三錢。六一散對治療中風昏迷、傷寒病症有神效，還能解藥毒、各種食物中毒、邪熱毒、寒熱感冒、因飲食不調導致的神經衰弱、驚恐易怒、思損勞慮、因傳染所致的汗後遺熱以及過度勞累等疾病，治一切虛損內傷陽萎、五勞七傷、驚悸健忘、癲癇抽搐、氣短痰嗽、胸脹腹悶、肌肉疼痛、小便不利、心煩意躁及耳熱嘔吐泄瀉、腸辟下痢赤白，具有袪寒退熱、安撫煩躁、散心胸積鬱之功效。總之，滑石能滋補脾腎、通利九竅、壯筋骨、理氣滯、通經肺、安心魂、明耳目、保真元、強身健體等。

【石英】

石英，一種礦物，成分是二氧化矽，質堅且硬，純粹的石英叫做水晶，無色透明。含雜質時，有紫、褐、淡黃、深黑等顏色，一般是乳白色、半透明或不透明的結晶。工藝上常用於製作光學儀器、無線電器材、耐火材料、玻璃或陶瓷。石英味甘，性微寒，無毒。根據五色療法的原理，青石英宜治肝，白石英宜治肺，黑石英宜治腎，黃石英宜治脾，紅石英宜治心。對女子心腹疼痛、胃中冷氣、胸腹邪氣有顯著療效，可安心魂、治療驚悸、滋潤毛髮、使臉色紅潤、肌膚靚麗。

【石灰】

藥用石灰必須是自然風化所得。又稱白虎、礦灰，味辛，性溫，有毒。主治疥瘡痔瘻、產後陰道不能閉合，能解酒毒、暖腎臟，有生肌長肉、止血、祛除黑痣息肉等功效，可活血止痛，消積聚結塊，止水瀉痢。

【石腦油】

石腦油色黑，質地濃膩，常與泉水混流。又叫石漆、石油、硫磺油、雄奶油等，只能盛裝在瓷器、玻璃器皿內。味辛、苦，有毒。可與多種藥物搭配治小兒驚風，並可化涎，還能塗敷瘡癬蟲癩，拔取肉中針、箭等。

【石炭】

石炭又名焦石、煤炭等，現廣泛用作燃料和化工原料。味甘、辛，性溫，有毒。用於治療各類瘡毒、金瘡出血、小兒痰癇，療效明顯。

【石膏】

石膏，無機化合物，透明或半透明結晶體，白色、淡黃色、粉紅色或灰色。大部分為天然產，用於建築、裝飾、雕塑和製造水泥等。中醫用做解熱藥，農業上用來改良鹼化土壤。也叫生石膏，含水硫酸鈣，有軟硬兩種，入藥者用軟石膏。味辛，性寒，無毒。其功用是清熱降火、解煩止渴，外用可收斂治癒瘡瘍等。

【礞石】

礞石，非金屬類雲母中的一種，質堅而重，擊碎後裡面有白星點，鍛燒後星點為黃色。只有有白星點的礞石才能入藥。礞石有青礞石和白礞石兩種，青礞石入藥較佳，有祛痰消積、下氣平肝的功效。

【丹砂】

丹砂味甘，性寒，無毒。又名硃砂，為汞礦的硫化物，形態不一，或如板狀或如絲狀，或如粒狀或如塊狀，紅色或暗紅色，有金屬光澤。李時珍總結出丹砂的功用是可益氣、安神、定驚，解痘毒、胎毒，除邪瘧，通血脈，止煩渴，鎮心，使人膚色明豔有光澤。

現代醫學臨床驗證丹砂能治療癲狂、癲癇、羊癲瘋、精神分裂症。

【代赭石】

代赭石，工業上稱為赤鐵礦，屬黑色金屬類赤鐵礦礦石，呈塊狀，質硬，破碎後呈赤褐色，表面疣狀品質最好。經炮製加工後，其功用是平肝火、止血、止嘔逆和平喘等。本草上載代赭石味苦，性寒，無毒，可治大人小兒驚氣入腹、男子陽萎、婦女崩中漏下，治流產墮胎、難產胞衣不下，以及帶下百病，可健脾安胎、使金瘡癒合，還可止月經淋漓不斷、尿血尿失禁或夜尿頻多，脫精瀉痢、腸風痔瘻等。

【長石】

長石，形狀與石膏類似但層塊不是石膏那樣扁、平，紋理粗，白色，質地堅硬，有光澤，火燒鍛後不散爛且鍛燒時無聲息。味辛、苦，性寒，無毒。可用於治療胃氣脹塞，止身熱。

【方解石】

方解石，與長石有諸多類似處，應注意加以分辨。敲擊時斷成塊塊方棱的為方解石，斷成片段的則是長石。二石類屬相同，也可通用。方解石味辛、苦，性寒，無毒。可疏導胸中留熱結節。

【雄黃】

雄黃，因其多產於山脈的南面，古時山南水北為陽，是丹的雄裂品，故名雄黃。味苦，性平、寒，有毒，必須用油煎以去其毒或將它與醋、蘿蔔汁一起煮乾方可減緩其毒性。對治療眼痛、鼻息肉、潰瘍及瘡癬疥癬等有良效，可解各種蛇毒、藜蘆毒等，有潤膚美容功效，並可祛風邪、治療癲癇及一切蟲獸咬傷、寒熱瘧疾、頭風眩暈、驅殺人體內各種寄生蟲。

【雌黃】

雌黃，與雄黃相對，因生於山脈以北（陰面）得名。味辛，性平，有毒。可用冬瓜汁、益母草、地黃等來緩解其毒性。廣泛應用於治療蟲虱刺咬所致身癢、潰瘍、頭部生癩瘡、創口結痂、神智不清，能解蛇蜂咬毒以及各種邪毒，還可有效治療心腹疼痛、痰阻咳嗽等。

【石腦】

石腦味甘，性溫，無毒。益氣、利五臟，對腰痠背疼、四肢麻木、風寒虛損有明顯療效。

【石髓】

石髓，狀如奶酪，能滋生齒髮，治癒多種疾病。味甘，性溫，無毒。對面黃肌瘦、寒熱病患者尤有療效，能有效治療皮膚衰老、消化功能減退以及消化不良引起的腸鳴等，特別適用於體虛者。

【硼砂】

硼砂，無色透明或半透明的棱狀小晶塊，又稱西月石，易溶於水，能解毒，除胸膈痰熱等。

【芒硝】

芒硝，同硭硝，又名消石等。無機化合物，白色或無色。味苦，性寒，無毒。可治紅眼病、頭痛、牙痛、五臟積熱、胃脹閉，能消積食，有利新陳代謝，可止煩躁，能解渴，利小便等。

【明礬】

明礬，含水的鉀鋁硫酸鹽礦物，無色透明，易溶於水，鍛燒後會因水分失去而膨脹，多為海綿狀。可解毒、燥濕殺蟲、湧吐風熱痰涎。味澀，無毒。用來製革、造紙等。也可作媒染劑和淨水劑，醫藥還常用作收斂劑。也叫明石，通稱白礬。

【膽礬】

膽礬又稱君石、石膽、畢石。味酸、辛，性寒，有毒。可療治不孕不育、女子陰蝕痛、血崩下血、赤白帶下、女子臟急、面黃，具有清熱明目的功效，可去齲齒、鼻息肉，治療吐風疾痰有速效。

水篇

水分天水、地水。天水又有雨水、秋露、冬霜等，地水也分流水、井泉水、滷汁、浸藍水等。各種水的功效、特性不同。日常用水有必要對各種水進行分辨，以便水盡其用。

【雨水】

天上降注的雨水叫潦水。潦水味甘，性平，無毒。因其味薄且不會助長濕氣，故常用來煎煮麻黃連翹紅豆湯以治療由於體內瘀熱傷寒而導致的全身發黃。潦水積在空樹穴或竹籬頭中又稱作半天河，水性轉寒，可用於治療外

邪、心病、中毒和因水土不服所致的疾病。例如槐樹間的積水可治毒瘡、疥瘡等。

【露水】

露水味甘、性平、無毒。秋露一般可用作煎潤肺的藥。柏樹葉與菖蒲上的秋露有明目功效，草尖上的露水飲後使人肌膚有光澤。另外，秋露濃且多時的水又叫繁露水，用它釀製的酒味道香冽，叫「秋露白」。

【夏冰】

冰味甘、性寒、無毒，食之可緩解心煩悶熱。人們夏天常吃。但實際上炎夏不宜吃冰，一般來說，冰只宜用來給飲食降溫。夏季圖一時爽快無節制吃冰，會傷脾胃。

【冬霜】

冬霜味甘，性寒，無毒。食用可解酒熱、緩解酒後臉漲紅，還可治療因風寒感冒導致的鼻塞。

【臘雪】

臘雪即臘月前下的雪，五瓣，能凍死許多害蟲，有利於冬麥生長。臘雪水味甘，性冷，無毒。有解毒療效。用於洗眼，可治紅眼病。夏季塗抹皮膚可去痱、降熱。

【熱湯】

完全煮沸的水即熱湯。味甘，性平，無毒。小腿抽筋，用熱湯敷擦使血脈暢通，即癒。四肢痠疼，可用熱湯從腳到膝蓋部反覆淋洗，然後蓋上厚被

髮汗即可。急發瀉痢症，最好的治療方法便是反覆多次讓腹部以下部位完全浸泡在熱湯中。

【溫湯】

溫湯即溫泉，指溫度在當地年平均氣溫以上的泉水，富含硫磺等多種礦物質。溫泉洗浴對各種瘡癬疥癩療效顯著，並且可治療筋骨痙攣、肢體麻痺等。

【生熟湯】

生熟湯又叫陰陽水，用新汲井水與沸水調勻而成，味甘或鹹，無毒，加鹽飲用一二升可治因食物中毒和痰疾引致的上吐下瀉。

【滷汁】

滷汁又名鹽膽水。味鹹且苦，有毒，不能食用，常用於點豆腐，可預防毒蟲在肉中生子，並可治療蚊蟲叮咬及各種疥癬癩瘡及過敏性皮膚炎皮膚搔癢等症。由於痰阻塞昏迷不醒者，可灌滷汁，待其吐後即癒。

【井泉水】

井泉水因其來源不同便有了高下之分。從地下涇流中滲出來的為上等水，從地表涇流（江、河、湖泊等）而來的水為中等水，而城鎮裡由汙水溝渠中滲出雜入井水中的水則是下等水，呈鹼性，多雜質，有異味，不能生用，須煮沸、沉澱後取用。另外，需要澄清雨後渾濁井水時可將桃、杏的核仁搗碎後投入；若井水生蟲，可將魚腥草切段投入。早上頭次從井中打的水叫井華水。將井華水適量與丹砂末調和，含漱能除口臭，長期飲服能安神、美容。井泉水用於點眼，能去眼翳。井泉水適宜用來煎煮一切氣血不調、痰火內擾的藥，並可治療酒後發熱、溫熱痢疾等。

【醴泉水】

醴泉水是味道甜郁有如薄酒的泉水，又名甘泉。味甘，性平，無毒。飲用可治療心痛肚疼及各種因不適合惡劣氣候、環境等而生髮的疾病。常飲能生津止渴、對上吐下瀉、反胃噯嗝等腸胃不適有明顯療效。

【山岩泉水】

山岩泉水味甘，性平，無毒。源於山岩土石之中、經溪澗流出的山岩泉水，經常服用，對治療胸悶嘔吐、腹空饑餓痙攣抽筋有奇效。注意治療期間不能間斷飲服。

【梅雨水】

梅雨季節常連續不斷有霏霏細雨或大雨。這種雨水就叫梅雨水。梅雨水味甘，性平，無毒，用來洗瘡癬癬疥，癒後不留疤痕。

【屋漏水】

屋漏水即從瓦屋頂上流下的雨水，也叫屋簷水，味辛、苦，含毒。可用於敷散丹毒、洗犬咬成的傷口。

民間小祕方：

將洗過犬咬傷口的屋漏水澆到屋簷上，讓其自然往下滴。然後取滴水浸濕的泥土包敷傷口，大約三次傷口即可癒合。

【液雨水】

立冬後十日至小雪期間下的雨叫做液雨，又名藥雨，可用作煎煮消除腹脹胸悶的藥及各類殺蟲藥。液雨水還可毒殺各類昆蟲，有益於冬小麥、時令蔬菜的生長。

【浸藍水】

浸藍水味辛、苦，性寒，無毒，是染布用水，具有袪熱解毒、殺蟲的效用。

民間小祕方：

不慎誤吞水蛭，導致腹部脹痛難忍、面黃肌瘦，可飲若干浸藍水，待水蛭全部瀉出，病即可痊癒。

【碧海水】

碧海水，即海水，深藍色。味鹹，性溫，微毒。用煮沸後的碧海水沐浴，可袪風邪，治療搔癢、疥癬等皮膚過敏病。

民間小祕方：

因積食引起的腹脹，只需取一些煮沸的碧海水飲服，待病人吐出後即癒。

火篇

使用柴質不同，生髮的火的特性、功效也各不相同。治病不但要有上好藥物，熬製湯藥也非常重要。因而，煎藥的水、火都是有講究的。如所選水、所用火不當，則藥物也會失去應有功效。

【炭火】

炭火即木炭火。李時珍認為，櫟木炭火適宜用作煉製所有金石藥物，桴炭火則適用於煎煮各種丸藥。

【艾火】

艾火即艾蒿生髮的火。艾，多年生草本植物，葉子有香氣，可入藥，內服可作止血劑，又供灸法上用。李時珍認為艾火能灸治百病，若加入少許硫磺末，治療各類風寒病有奇效。

【燈火】

燈火可治小兒驚風昏迷、痙攣抽搐等病。因風寒引起的頭昏腦脹，可取燈芯草蘸麻油點淬烤額部太陽穴位，療效顯著。病理在於用火烤能使經脈暢順，而麻油具備祛風寒解毒效用。此方法還可用於治療痔瘡腫痛。但要切記，只有用麻油、蘇子油點燈才有明目治病功效。

【桑柴火】

桑的果實、葉和根的白皮都可入藥。桑柴火是煎煮一切藥材的首選，因桑柴火能助藥力。桑木本身具有利關節、養津液的功效，且能祛除風寒治療麻痺。

【蘆火、竹火】

用陳年老蘆根、枯竹燃火，火力微弱，火熱不致於損傷藥力，因而蘆火、竹火通常用作煎熬一切滋補類需要文火慢慢熬的藥材。

【燭燼】

用蜜蠟燭、柏油燭的灰燼入藥可用於治療各類疔腫。具體療法是，將燭燼同相等分量的黑芝麻、針砂研末，加醋調勻敷塗於疔腫處。

土篇

　　農作物的生長離不開土，紅土產棉花，黑土出小麥，同一株花在不同土地上栽培會開出不同顏色的花。這是由於各種土有其不同特徵。更奇妙的是，這些具有不同特性的土還各自具有治病功效。

【白土】

　　白土味苦，性溫，無毒。白土除可用作製上好瓷器外，還可用來治療女子因寒熱不調而引起經血瘀積窒閉和女子血結、陰部腫痛、不孕，且有澀腸止痢的效用。

民間小祕方：

　　頭痛時，取王瓜與白土各二錢，溫開水服用即癒。

【黃土】

　　古人認為，三尺以上的土為糞土，三尺以下的土才能稱其為土。治病用土須截取三尺以下的較為純淨的土，並且應防止外來流水汙染。黃土味甘，性平，無毒。黃土可治由熱毒引發的腹絞痛、瀉痢、便血，還可解藥毒、肉食中毒、野菌中毒等。

民間小祕方：

　　將乾黃土加水煮沸三到五次，濾去塵渣，溫開水送服一二升，可治療由於熱毒而引發的腹絞痛、瀉痢、便血等。

【紅土】

　　紅土也稱赤土、紅壤。味甘，性溫，無毒。不慎被沸水燙傷或烈火灼傷，可將紅土研成細末塗於傷處，有明顯療效。

【土蜂窠】

土蜂窠又叫細腰蜂窠，是細腰蜂的蜂巢。土蜂窠，味甘，性平，無毒。將土蜂窠烤熱後搗碾成細末，一次用乳汁送服一錢，治小兒霍亂上吐下瀉效果良好。

民間小祕方：

將土蜂窠碾末後用醋調勻，能有效敷治蜂或蠍子等毒蟲螫傷、毒蜘蛛咬傷，還能治療腫、孕婦難產。

【灶心土】

灶心土，是指十年以上的土灶中火氣積鬱日久而形成的土，形如紅色的石塊，中心黃色，將其研製成細末粉備用。灶心土味辛，性微溫，無毒。可用於治療心肌絞痛、風邪蠱毒、癲狂症以及小兒反胃嘔吐、肚臍生瘡及舌頭腫脹等。

【蚯蚓泥】

蚯蚓泥又叫六一泥、蚓螻。味甘或酸，性寒，無毒。蚯蚓泥作用有三：其一，將蚯蚓泥與鹽一道碾成細末，可療蛇、犬咬傷或拔去犬毛；其二，把生甘草汁、輕粉末加入蚯蚓泥中，外敷可治小兒陰囊虛熱腫痛；其三，將一升蚯蚓泥炒到無煙為止，加上半升沃汁調勻，用輕紗包裹，擠壓濾淨泥土後飲服，對治療赤白熱痢有奇效。

【煤赭】

煤赭是燒石灰窯中流結的土渣，色紅、質輕。可用於治療婦女症瘕，消腫，對頭部生髮的瘡癤癬疥有療效。

【冬灰】

冬灰，即指漫長的冬季灶中所燒柴薪的灰。冬灰味辛，性微溫，有毒。用熱冬灰與醋調和多次敷貼患部，可療治心腹冷痛、氣血瘀痛；熱灰可敷治犬咬傷，還可消除癰疽腐肉。冬灰還能去黑痣、疣。用冬灰煮豆食用，能利水消腫。

【百草霜】

百草霜即釜的煙，唯須木柴或雜草燒成之灰才可入藥，如果是生煤球或煤炭燒成的，大都有毒。百草霜可上中藥鋪購買。

百草霜又叫灶額墨、灶突墨，是灶額及煙爐中的墨煙，質輕而細，味辛，性溫，無毒。現代醫學界臨床應用於治療咯血、背部生瘡、慢性潰瘍、瘰疾、停經、痛經等。古人早已發現百草霜能止全身任何部位出血、可助消食、療治婦女白帶過多、血崩等。

【東壁土】

東壁土即房屋東面牆上的土。東壁土味甘，性溫，無毒。可用於治療脫肛、下體瘡瘍、止瀉痢、治霍亂胸悶心煩。

民間小祕方：

用東壁土擦塗乾癬、濕癬，療效卓著。

第七章 本草與飲食宜忌

　　飲食合理，才能有益人體健康。日常生活必須注意食物之間的相剋，如豬肉與豆類相剋、羊肉與竹筍相剋、鵝肉與柿子相剋、雞肉與芝麻相剋等；在生病服藥期間，也要注意食物與藥物之間的相剋，如常山忌蔥、甘草忌鰱魚、茯苓忌醋、蜂蜜忌生蔥等。

相剋飲食

　　民以食為天，飲食與身體健康密切相關。那麼如何才能讓食物更好地被人體吸收而不傷害身體呢？這就要在正常飲食的同時注意到，有些食物之間是相剋的，如不加顧忌地食用，對身體非常有害。

【食物的宜忌】

　　為了便於說明食物的宜忌，可把食物分成數類：

　　第一類，辛辣類

　　如蔥、韭、蒜頭、辣椒、胡椒、酒類等，適宜於「寒底」的人，少量食用有通陽作用，並可健胃。但對於陰虛陽亢、「熱底」的人，特別是有血症、咳症、眼病、痔瘡、皮膚病及陰虛、便結、口乾、唇焦等人不宜。

　　第二類，生冷食品類

　　一切瓜果及疏菜對於虛寒者，急性腸胃病者，腹痛多風、胃寒、作嘔、易泄瀉、口淡、易暈者應減少或禁止食用。外感風寒咳嗽的患者應暫停吃水果，以免肺部受寒。以上食品尤以雪藏者為甚。同時虛寒者若要食用水果，盡量不要在早晨或晚間食用，因早上空腹，腸胃易感寒，而晚間則易形成濕氣停留或夜尿。對於「熱底」的人，或熱症、溫病、便祕、喉痛之類病者，應鼓勵多吃這類食物。

第三類，油膩及堅硬、凝滯的食物

包括一切油炸品、燒烤、牛油、花生、芋頭、魷魚、牛肉乾及一切難消化之物，對外感病、老人、小孩、肝膽病、胃病、大便乾結或瀉痢者、一切「熱底」及脾胃孱弱之人都不宜食用。在各類食物中，以這一類最易引致腸胃病及其他熱症、積滯、腹瀉等症候，一般人都宜盡量避免食用。

第四類，海產類

近年來因海水汙染的情況嚴重，海鮮類最易吸收各種有害的金屬物質，例如：水銀及其他金屬元素，細菌及病毒感染亦相當嚴重，世界各國對此都有較嚴格的入口管制。在許多地方都有這類海產供應，小孩、老人及脾胃虛寒、體弱者特別容易受害。例如：引致腸胃炎、肝炎及重金屬中毒症。即使體魄強壯的人，對這類海產亦要小心辨認，避免進食。有過敏症者最好不要進食太多海產。

【實用相剋飲食須知】

豬肉與豆類相剋：形成腹脹、氣壅、氣滯。

豬肉與菊花相剋：同食嚴重會導致死亡。

豬肉與羊肝相剋：共烹炒易產生怪味。

豬肉與田螺相剋：二物同屬涼性，易傷腸胃。

豬肉與茶相剋：同食易生便祕。

豬肉與百合相剋：同食會引起中毒。

豬肉與楊梅子相剋：同食嚴重會死亡。

豬肝與花椰菜相剋：降低人體對兩物中營養元素的吸收。

豬肝與蕎麥相剋：同食會影響消化。

豬肝與雀肉相剋：同食消化不良，還會引起中毒。

豬肝與豆芽相剋：豬肝中的銅會加速豆芽中的維生素 C 氧化，失去其營養價值。

羊肉與栗子相剋：二者都不易消化，同燉共炒都不相宜，甚至可能同吃還會引起嘔吐。

牛肉與橄欖相剋：同食會引起身體不適。

牛肝與鯰魚相剋：可產生不良的生化反應，有害於人體。

牛肝與鰻相剋：可產生不良的生化反應。

羊肉與豆醬相剋：二者功能相反，不宜同食。

羊肉與乳酪相剋：二者功能相反，不宜同食。

羊肉與醋相剋：醋宜與寒性食物相配，而羊肉大熱，不宜配醋。

羊肉與竹筍相剋：同食會引起中毒。

羊肝與紅豆相剋：同食會引起中毒。

羊肝與竹筍相剋：同食會引起中毒。

鵝肉與雞蛋相剋：同食傷元氣。

鵝肉與柿子相剋：同食嚴重會導致死亡。

雞肉與鯉魚相剋：性味不反但功能相反。

雞肉與芥末相剋：兩者共食，恐助火熱，無益於健康。

雞肉與菊花相剋：同食會中毒。

雞肉與糯米相剋：同食會引起身體不適。

雞肉與狗腎相剋：會引起痢疾。

雞肉與芝麻相剋：同食嚴重會導致死亡。

雞蛋與豆漿相剋：降低人體對蛋白質的吸收。

雞蛋與地瓜相剋：同食會腹痛。

雞蛋與消炎片相剋：同食會中毒。

鹿肉與魚蝦相剋：癌症患者不宜同食。

兔肉與橘子相剋：引起腸胃功能紊亂，導致腹瀉。

兔肉與芥末相剋：性味相反不宜同食。

兔肉與雞蛋相剋：易產生刺激腸胃道的物質而引起腹瀉。

兔肉與薑相剋：寒熱同食，易致腹瀉。

兔肉與小白菜相剋：容易引起腹瀉和嘔吐。

狗肉與鯉魚相剋：二者生化反應極為複雜，可產生不利於人體的物質。

狗肉與茶相剋：產生便祕，代謝產生的有毒物質和致癌物積滯腸內被動吸收，不利於健康。

狗肉與大蒜相剋：同食助火，容易損人。

狗肉與薑相剋：同食會腹痛。

狗肉與狗腎相剋：會引起痢疾。

狗肉與綠豆相剋：同食會脹破肚皮。

狗血與泥鰍相剋：陰虛火盛者忌食。

鴨肉與鱉相剋：久食令人陽虛，水腫腹瀉。

馬肉與木耳相剋：同食易得霍亂。

驢肉與金針菇相剋：同食會引起心痛，嚴重會致命。

鯉魚與鹹菜相剋：可引起消化道癌腫。

鯉魚與豬肝相剋：同食會影響消化。

鯉魚與甘草相剋：同食會中毒。

鯉魚與南瓜相剋：同食會中毒。

鯽魚與豬肉相剋：二者起生化反應，不利於健康。

鯽魚與冬瓜相剋：同食會使身體脫水。

鯽魚與豬肝相剋：同食具有刺激作用。

鯽魚與蜂蜜相剋：同食會中毒。

鱔魚與狗肉相剋：二者同食，溫熱助火作用更強，不利於健康。

鰻魚與牛肝相剋：二者起生化反應，不利於健康。

黃魚與蕎麥麵相剋：同食會影響消化。

蝦與富含維生素 C 的食物相剋：生成砒霜，有劇毒。

蝦皮與紅棗相剋：同食會中毒。

蝦皮與黃豆相剋：同食會影響消化。

螃蟹與梨相剋：二者同食，傷人腸胃。

螃蟹與茄子相剋：二者同食，傷人腸胃。

螃蟹與花生仁相剋：易導致腹瀉。

螃蟹與冷食相剋：必導致腹瀉。

螃蟹與泥鰍相剋：功能正好相反，不宜同吃。

螃蟹與石榴相剋：刺激胃腸，出現腹痛、噁心、嘔吐等症狀。

螃蟹與香瓜相剋：易導致腹瀉。

螃蟹與南瓜相剋：同食會引起中毒。

螃蟹與芹菜相剋：同食會不利於蛋白質的吸收。

海蟹與紅棗相剋：同食容易患寒熱病。

毛蟹與泥鰍相剋：同食會引起中毒。

毛蟹與冰相剋：同食會引起中毒。

海味食物與含鞣酸食物相剋：海味食物中的鈣質與鞣酸結合成一種新的不易消化的鞣酸鈣，能刺激腸胃並引起不適感，出現肚子痛、嘔吐、噁心或腹瀉等症狀。含鞣酸較多的水果有柿子、葡萄、石榴、山楂、青果等。

海帶與豬血相剋：同食會便祕。

蛤與芹菜相剋：同食會引起腹瀉。

海魚與南瓜相剋：同食會中毒。

鱉肉與莧菜相剋：同食難以消化。

鱉肉與鴨蛋相剋：二物皆屬涼性，不宜同食。

鱉肉與鴨肉相剋：同食會便祕。

田螺與香瓜相剋：有損腸胃。

田螺與木耳相剋：不利於消化。

田螺與冰製品相剋：導致消化不良或腹瀉。

田螺與牛肉相剋：不易消化，會引起腹脹。

田螺與蠶豆相剋：同食會腸絞痛。

田螺與蛤相剋：同食會中毒。

田螺與麵相剋：同食會引起腹痛、嘔吐。

田螺與玉米相剋：同食容易中毒。

魚肉與番茄相剋：食物中的維生素 C 會對魚肉中營養成分的吸收產生抑制作用。

生魚與牛奶相剋：同食會引起中毒。

甲魚與黃鱔、蟹相剋：孕婦吃了會影響胎兒健康。

墨魚與茄子相剋：同食容易引起霍亂。

鯰魚與牛肉相剋：同食會引起中毒。

芹菜與黃瓜相剋：芹菜中的維生素 C 會被分解破壞，降低營養價值。

　芹菜與蜆、蛤、毛蚶、蟹相剋：芹菜會將蜆、蛤、毛蚶、蟹中所含
　　的維生素 B1 全部破壞。

芹菜與甲魚相剋：同食會中毒。

芹菜與菊花相剋：同食會引起嘔吐。

芹菜與雞肉相剋：同食會傷元氣。

黃瓜與柑橘、辣椒、花菜、菠菜相剋：柑橘中的維生素 C 會被黃瓜中的
分解酶破壞。

蔥與狗肉相剋：共增火熱。

蔥與棗相剋：辛熱助火。

蔥與豆腐相剋：形成草酸鈣，造成了對鈣的吸收困難，導致人體內鈣質
的缺乏。

大蒜與蜂蜜相剋：性質相反。

大蒜與大蔥相剋：同食會傷胃。

胡蘿蔔與白蘿蔔相剋：白蘿蔔中的維生素 C 會被胡蘿蔔中的分解酶破壞
殆盡。

蘿蔔與橘子相剋：誘發或導致甲狀腺腫大。

蘿蔔與木耳相剋：同食會得皮膚炎。

茄子與毛蟹相剋：同食會中毒。

辣椒與胡蘿蔔相剋：辣椒中的維生素 C 會被胡蘿蔔中的分解酶破壞。

辣椒與南瓜相剋：辣椒中的維生素 C 會被南瓜中的分解酶破壞。

韭菜與牛肉相剋：同食容易中毒。

韭菜與白酒相剋：火上加油。

菠菜與豆腐相剋：菠菜中的草酸與豆腐中的鈣形成草酸鈣，使人體的鈣無法吸收。

菠菜與黃瓜相剋：維生素 C 會被破壞殆盡。

菠菜與乳酪相剋：乳酪所含的化學成分會影響人體對菠菜中豐富的鈣質的吸收。

菠菜與鱔魚相剋：同食易導致腹瀉。

花生與毛蟹相剋：同食易導致腹瀉。

花生與黃瓜相剋：同食易導致腹瀉。

萵苣與蜂蜜相剋：同食易導致腹瀉。

竹筍與糖漿相剋：同食會引起中毒。

南瓜與富含維生素 C 的食物相剋：維生素 C 會被南瓜中的分解酶破壞。

南瓜與羊肉相剋：兩補同食，令人腸胃氣壅。

南瓜與蝦相剋：同食會引起痢疾。

番茄與白酒相剋：同食會感覺胸悶、氣短。

番茄與地瓜相剋：同食會得結石病、嘔吐、腹痛、腹瀉。

番茄與胡蘿蔔相剋：番茄中的維生素 C 會被胡蘿蔔中的分解酶破壞。

番茄與豬肝相剋：豬肝使番茄中的維生素 C 氧化脫氧，失去原來的抗壞血酸功能。

番茄與鹹魚相剋：同食易產生致癌物。

番茄與毛蟹相剋：同食會引起腹瀉。

洋蔥與蜂蜜相剋：同食會傷眼睛，引起眼睛不適，嚴重會失明。

馬鈴薯與香蕉相剋：同食麵部會生斑。

馬鈴薯與番茄相剋：同食會導致食慾不佳，消化不良。

毛豆與魚相剋：同食會把維生素 B1 破壞。

黃豆與優酪乳相剋：黃豆所含的化學成分會影響優酪乳中豐富的鈣質的吸收。

黃豆與豬血相剋：同食會引起消化不良。

紅豆與羊肚相剋：同食會引起中毒。

梨與開水相剋：吃梨喝開水，必致腹瀉。

醋與豬骨湯相剋：影響人體對營養的吸收。

醋與青菜相剋：使其營養價值大減。

醋與胡蘿蔔相剋：胡蘿蔔素會被破壞。

先放鹽與菜相剋：使炒出的菜無鮮嫩味，肉質變硬。

早放薑與魚相剋：應在魚的蛋白質凝固後再加入生薑以發揮去腥增香的效能。

蜂蜜與開水相剋：會改變蜂蜜甜美的味道，使其產生酸味。

蜂蜜與豆腐相剋：易導致腹瀉。

蜂蜜與韭菜相剋：易導致腹瀉。

紅糖與豆漿相剋：不利於吸收。

紅糖與竹筍相剋：形成賴胺酸糖基，對人體不利。

紅糖與牛奶相剋：使牛奶的營養價值大大降低。

糖與含銅食物相剋：食糖過多會阻礙人體對銅的吸收。

紅糖與皮蛋相剋：同食會引起中毒。

糖精與蛋清相剋：同吃會中毒，嚴重會導致死亡。

糖精與甜酒相剋：同吃會中毒。

紅糖與生雞蛋相剋：同食會引起中毒。

味精與雞蛋相剋：破壞雞蛋的天然鮮味。

茶與白糖相剋：糖會抑制茶清熱解毒的效果。

茶與雞蛋相剋：影響人體對蛋白質的吸收和利用。

茶與酒相剋：酒後飲茶，使心臟受到雙重刺激，興奮性增強，更加重心臟負擔。

茶與羊肉相剋：容易發生便祕。

茶與藥相剋：影響藥物吸收。

咖啡與香菸相剋：容易導致胰腺癌。

咖啡與海藻、茶、黑木耳、紅酒相剋：同食會降低人體對鈣的吸收。

豆漿與蜂蜜相剋：豆漿中的蛋白質比牛奶高，兩者沖兌，產生變性沉澱，不能被人體吸收。

豆漿與雞蛋相剋：阻礙蛋白質的分解。

豆漿與藥物相剋：藥物會破壞豆漿的營養成分或豆漿影響藥物的效果。

鮮湯與熱水相剋：使湯的味道不鮮美。

開水與補品相剋：破壞營養。

牛奶與米湯相剋：導致維生素 A 大量損失。

牛奶與鈣粉相剋：牛奶中的蛋白和鈣結合發生沉澱，不易吸收。

牛奶與酸性飲料相剋：凡酸性飲料，都會使牛奶 pH 值下降，使牛奶中的蛋白質凝結成塊，不利於消化吸收。

牛奶與橘子相剋：引起胃炎或胃蠕動異常。

牛奶與巧克力相剋：牛奶中的鈣與巧克力中的草酸結合成草酸鈣，可造成頭髮乾枯、腹瀉，出現缺鈣和生長發育緩慢。

牛奶與藥物相剋：降低了藥物在血液中的濃度，影響療效。

牛奶與花椰菜相剋：花椰菜中的化學成分影響鈣的消化吸收。

牛奶與韭菜相剋：影響鈣的吸收。

牛奶與果汁相剋：降低牛奶的營養價值。

優酪乳與香蕉相剋：同食易產生致癌物。

牛奶與菠菜相剋：同食易導致痢疾。

冷飲與熱茶相剋：不僅牙齒受到刺激，易得牙病，對胃腸也有害。

汽水與進餐相剋：對人體消化系統極為有害，使胃的消化功能越變越差。

酒與牛奶相剋：導致脂肪肝，增加有毒物質的形成，降低奶類的營養價值，有害健康。

酒與咖啡相剋：火上澆油，加重對大腦的傷害，刺激血管擴張，極大地增加心血管負擔，甚至危及生命。

酒與糖類相剋：導致血糖上升，影響糖的吸收，容易產生糖尿。

　　白酒與啤酒相剋：導致胃痙攣、急性胃腸炎、十二指腸炎等症，同時對心血管的危害也相當嚴重。

　　白酒與牛肉相剋：火上澆油，容易引起牙齒發炎。

　　白酒與胡蘿蔔相剋：同食易使肝臟中毒。

　　白酒與核桃相剋：易致血熱，輕者燥咳，嚴重時會出鼻血。

　　燒酒與黍米相剋：同食會引起心絞痛。

　　啤酒與醃燻食物相剋：有致癌或誘發消化道疾病的可能。

　　啤酒與汽水相剋：這樣喝啤酒很少有不醉的。

　　啤酒與海味相剋：同食會引發痛風症。

　　冰棒與番茄相剋：同食會中毒。

　　蜂蜜與稻米相剋：同食會胃痛。

　　果汁與蝦相剋：同食會腹瀉。

　　蜜與毛蟹相剋：同食會引起中毒。

服藥忌食

　　在生病服藥期間，應該禁食某些食物，否則會減緩破壞藥效，對病情不利。一般而言，在生病期間應忌食生冷、辛熱、油膩、黏滑、腥羶及有刺激性不易消化的食物。此外，根據病情不同，食忌也有區別。

【中藥忌食】

　　一般來說，在服用清內熱的中藥時，不宜食用蔥、蒜、胡椒、羊肉、狗肉等熱性食物；在治療「寒症」服用中藥時，應禁食生冷食物；服發汗藥忌食醋和生冷食物；服補藥忌食茶葉、蘿蔔等。

有些食物本身對某些病情不利，也不宜食用。如患瘡、疥、腫毒以及皮膚搔癢等疾病的人不宜吃魚、蝦、牛羊肉等有腥羶味的食物，以免刺激，老百姓把這些食物稱為「發物」，意思是說吃了這些東西有可能使病情復發。

傷風感冒或出麻疹時，不宜食用生冷、酸澀、油膩的食物，特別是不能進補，以免影響解表，使風邪入裡，加重病情。

治療因氣滯而引起的胸悶、腹脹時，不宜食用豆類和白薯，因為這些食物容易引起脹氣。

服人蔘、黃耆時不宜同時食用蘿蔔，因為參、耆補氣，而蘿蔔通氣。

頭昏、失眠、性情急躁者忌食胡椒、辛辣、酒等，傷寒、溫濕忌食油膩厚味，痰濕阻滯、消化不良、腹瀉、腹痛忌食生冷食物等。

1. 忌茶水。無論中藥、西藥，一般都不能用茶水送服。因為茶葉內含有一種叫鞣酸的物質，它會和藥物中的蛋白質、生物鹼或重金屬鹽等起化學反應，生成不溶性的沉澱物，影響藥物有效成分的吸收，降低療效。例如貧血病人會經常服用含鐵的補血藥物，而茶葉中的鞣酸與鐵反應，就會生成不溶性沉澱物鞣酸鐵，它不僅會影響藥物的吸收，使藥物失去療效，還會刺激胃腸道，引起不適。服用滋補藥物時，更不能同時服用濃茶，因為茶葉會與營養物質所含的蛋白質生成沉澱，影響人體對營養物質的吸收。另外，茶葉所含有的咖啡鹼、茶鹼等成分，具有興奮高級神經中樞的作用，不利於患者的休息調養，尤其不能用茶水送服鎮靜催眠類的藥物。

2. 忌生冷、油膩、辛辣的食物。服藥時應少吃生冷、油膩、不易消化的食物，以免增加病人的腸胃負擔，影響對藥物的吸收。脾胃虛弱的患者更應少吃生冷、油膩、辛辣的食物。熱病 (如便祕、口乾、咽痛等) 患者應少吃辛辣、油膩的食物，否則會增加熱象，抵消清熱藥物及滋陰藥物的作用。服用解表藥的患者，應少吃

生冷及味酸的食物，因酸、冷的食物有收斂作用，會影響藥物解表發散的功效。

3. 忌食蘿蔔。服用滋補藥物時應忌食蘿蔔，因為蘿蔔有消導的作用，與滋補作用截然相反，同食會影響療效，甚至抵消藥效。比如人蔘就不宜與蘿蔔同用。但如果服用人蔘不當導致胸悶氣短等症狀時，也可以用蘿蔔來消導、除積滯。

4. 茶水和蘿蔔並不是完全不能吃的。比如茶水有發汗、止瀉的作用；而體弱脾虛的患者在進補時，如果加吃些蘿蔔籽，反而會幫助消化吸收。

總之，服中藥時最好不要喝濃茶，否則會影響人體對中藥有效成分的吸收，降低療效；應忌酒；咖啡、可樂、雪碧等飲料都不宜喝，應以喝白開水為主。夏天服中藥不要與綠豆湯同服，兩者應間隔至少兩個小時。中藥也不可與補藥、補品同時服用。另外，由於疾病的關係，無論服用什麼藥物，凡屬油膩、腥臭、煎炸等不易消化或有特殊刺激性的食物，都應忌口。生病期間最好吃些流食或易消化吸收的食物。

【中藥配伍禁忌】

配伍，就是按照病情需要和藥物性能，有選擇地將兩種以上的藥物合在一起應用。

從中藥的發展來看，在醫藥萌芽時期，治療疾病一般都是採用單味藥；以後，由於藥物的發現日益增多，對疾病的認識也逐漸深化，比較複雜的病症，用藥也由簡到繁，出現了多種藥物配合應用的方法，在由單味藥發展到多種藥配合應用以及進一步將藥物製成方劑的漫長過程中，人們透過大量的實踐，掌握了豐富的配伍經驗，了解到藥物在配伍應用以後可以對較複雜的病症予以全面照顧，同時又能獲得安全而更高的療效。因此，藥物的配伍對臨床處方具有很重要的意義。

在配伍應用的情況下，由於藥物與藥物之間出現相互作用的關係，所以有些藥物因協同作用而增進療效，但是也有些藥物卻可能互相對抗而抵消、削弱原有的功效；有些藥物因為相互配用而降低或消除了毒性或副作用，但是也有些藥物反而因為相互作用而使作用減輕或發生不利人體的作用等。對於這些情況，古人曾將它總結歸納為七種情況，叫做藥性「七情」，內容如下：

單行：就是單用一味藥來治療疾病。例如用一味馬齒莧治療痢疾；獨參湯單用一味人蔘大補元氣、治療虛脫等。

相須：就是功用相類似的藥物，配合應用後可以造成協同作用，加強了藥物的療效，如石膏、知母都能清熱瀉火，配合應用作用更強；大黃、芒硝都能瀉下通便，配用後作用更為明顯等。

相使：就是用一種藥物作為主藥，配合其他藥物來提高主藥的功效。如脾虛水腫，用黃耆配合茯苓，可加強益氣健脾利水的作用；胃火牙痛，用石膏清胃火，再配合牛膝引火下行，促使胃火牙痛更快地消除等。

相畏：就是一種藥物的毒性或其他有害作用能被另一種藥抑制或消除。如生半夏有毒性，可以用生薑來消除它的毒性。

相殺：就是一種藥能消除另一種藥物的毒性反應。如防風能解砒霜毒、綠豆能減輕巴豆毒性等。

相惡：就是兩種藥配合應用以後，一種藥可以減輕另一種藥物的藥效。如人蔘能大補元氣、配合萊菔籽同用，就會損失或減弱補氣的功能等。

相反：就是兩種藥物配合應用後，可能發生劇烈的副作用。

以上藥性「七情」，除了單行外，都是藥物配伍時需要特別加以注意的。

相須、相使，是臨床用藥盡可能加以考慮的，以便使藥物更好地發揮療效，一般用藥「當用相須、相使者良」。

相畏、相殺，是臨床使用毒性藥物或具有副作用藥物時要加以注意的，「若有毒宜制，可用相畏、相殺者」。

相惡、相反，是臨床用藥必須注意禁忌的配伍情況，所以「勿用相惡、相反者」。

從應用單味藥，到用多種藥物配伍，這是醫藥史上的發展，可以對表裡同病、寒熱夾雜、虛中帶實等病情複雜的病症給予全面照顧；對毒性藥物可以使毒性消除或減弱，從而保證用藥的安全。但是，在臨床上遇到的病症有的比較複雜，有的比較單純；在藥性上來說有毒的藥物也並不是多數。所以在用藥時，有的固然需要多種藥物配伍治療，有的單純藥也能起良好療效，為了減輕病者經濟上的負擔，同時節約藥材，如同單味藥能夠治療的，就不一定要用許多藥物來治。例如清金散單用一味黃芩治輕度的肺熱咳血，馬齒莧治療痢疾，苦楝子根皮驅除蛔蟲，仙鶴草芽驅除條蟲，天胡荽治療紅眼睛，筋骨草治療咽喉腫痛，毛冬青治療冠心病都是行之有效的「單方」，符合簡便廉驗的要求，很值得推廣應用。

中醫古代文獻中，還有不少關於中藥相互之間或同食物之間相剋的記載，被列為中藥配伍禁忌。如常山忌蔥；地黃、何首烏忌蔥、蒜、蘿蔔；鱉甲忌莧菜；甘草忌鰱魚；薄荷忌鱉魚；茯苓忌醋；雞肉忌黃鱔；蜂蜜忌生蔥、豆腐；天門冬忌鯉魚；荊芥忌魚、蟹、河豚、驢肉；白朮忌大蒜、桃、李等。對於單味中藥與食物的配伍禁忌，在中醫學文獻中也有大量記載。如甘草、黃連、桔梗、烏梅忌豬肉；薄荷忌鱉肉；茯苓忌醋；蜂蜜忌生蔥；天門冬忌鯉魚；白朮忌大蒜、桃、李子等。

第八章 本草與百病主治

　　李時珍《本草綱目》中原載百病主治的內容過於龐雜繁細，本章將不拘泥於原書粗略記載的小藥方，而是較系統全面地蒐集整理出了一套常見疾病如高血壓、冠心病、高血脂症、牙痛、痛風、痔瘡、便祕、貧血、頭痛、癲癇、瘧疾、失眠、感冒、咳嗽、糖尿病等的相關論治知識。

百病主治

　　中醫食療是百病主治的主要內容。李時珍認為，食療可借助藥力，藥助食威，相得益彰，將飲食營養與藥物治療完美地融為一體。既可享膳食色香味型、美食之樂，又可達強身健體、防病祛病之效。

【高血壓病人的食療偏方】

1. 苦瓜 60 克，芹菜 200 克，水煎服。每日一次，連用七～十日。

2. 連皮花生米 250 克，浸入醋中，一週後服食。每晚睡前吞食 3～5 粒，連食有效。

3. 綠豆與黑芝麻各 500 克，共炒熟研粉，每次服 50 克，每日服兩次。

4. 枸杞葉 250 克，芹菜 250 克，煎湯服。

5. 芹菜 150 克，水煎去渣取汁，加入水發海參 60 克，冰糖適量，共燉湯服食。

6. 黃豆 200 克，海帶 30 克，芹菜 60 克，加水適量煮湯，調味服食。

7. 鮮西瓜翠衣 30 克，水煎後加蜂蜜少許口服，每日一次。

8. 鮮葡萄 30 克，洗淨後在蜂蜜中蘸一下吃，每日兩次。

9. 香蕉梗 18 克，白菜粗根 1 個，水煎服，每日兩次；或每天吃 3 個香蕉，長期食用。

10. 山楂 12 克，切片後炒焦，決明子 12 克，白菊花 9 克，開水沖泡，代茶喝。

11. 鴨梨 1 個，番茄 1 個，剝去外皮，放在鍋裡煮熟，每天吃一次，連吃二十天。

12. 每天早晨空腹生吃番茄 1～2 個，十四天為一療程，停七天後再連吃十四天。

13. 銀杏葉 15 克，水煎後分三～四次服下，每日一劑。常服有效。

14. 鴨肉 250 克，菊花 12 克，荷葉 1 張，芹菜 200 克，白糖適量。先將菊花、荷葉、芹菜煎汁去渣，再同鴨肉、白糖共燉熟服食。每日一劑，連用七日為一療程。

15. 海蜇 120 克，漂洗；荸薺 360 克，洗淨連皮用。加水 1000 毫升，煎至 250 毫升左右，分兩次空腹服，荸薺吃否均可。可長期服用，無副作用。

【冠心病病人的中醫食療】

心氣不足，胸悶隱痛，心悸氣短，倦怠乏力，臉色白。舌淡苔薄，脈虛細緩等。

1. 人蔘飲：生晒參 10 克。用燉盅隔水蒸，飲參湯。

2. 人蔘三七燉雞：生晒參 10 克，三七 5 克，雞肉 100 克。共放燉盅內隔水燉一個半小時。食雞，飲湯。

氣陰兩虛，胸悶痛，心悸且慌，氣短乏力。心煩，時有升火，口乾，舌紅胖苔薄，或淡紅胖少苔，脈虛。

1. 參麥飲：太子參 30 克，麥門冬 12 克，五味子 6 克。水煎服。
   亦可加丹蔘 20 克。

2. 雙耳湯：白木耳、黑木耳各 10 克，冰糖適量。將木耳泡發洗淨，
   與冰糖用燉盅隔水燉一小時。一次或分次食用。

3. 瓜蔞薤白半夏湯：瓜蔞皮 12 克，薤白頭 10 克，半夏 10 克，黃
   酒適量。共煮湯飲。

痰濁痺阻，胸悶為主，或兼胸痛，痰黏稠，苔白膩帶乾，或薄黃膩，脈滑。

1. 山楂荷葉薏仁湯：山楂 20 克，荷葉、薏仁各 12 克，蔥白 10 克。
   水煎代茶飲。

2. 山楂扁豆湯：山楂 30 克，白扁豆 20 克，韭菜 30 克，紅糖 40 克。
   前三味水煎，用紅糖調味服食。

【高血脂症的治療】

將中藥何首烏、澤瀉等運用於高血脂症的治療，收到了滿意的療效，經
不斷總結、完善配方，逐漸形成了較固定的方藥。

該療法的基本方由何首烏 30 克，澤瀉 30 克，大黃 10 克，茵陳 15 克，
山楂 30 克等組成。

肝陽上亢者加決明子、石決明，肝經火旺加夏枯草、白菊花，肝脾濕熱
者加虎杖、金錢草，肝腎陰虛者加女貞子、枸杞，氣滯加柴胡、鬱金，血瘀
加丹蔘、蒲黃，肢麻加天麻、寄生，胸悶氣短加全瓜蔞、薤白，頸部發脹加
葛根。

每日一劑，水煎分兩次服，連服一個月為一療程。治療期間，停服一切
降脂藥物。

　　一療程結束後，複查血脂。經數百例臨床觀察，遠期療效良好，且治療前後血、尿、肝功能對比檢查，均未發現異常。只有少數患者服藥後有輕度腹瀉，停藥後即可恢復。

【牙痛的自療】

治牙痛的小驗方

1. 取備用藥材萹蓄 50 ～ 100 克（鮮品則加大用量），入鍋，加適量水煎服，每天一劑，分兩次服。療效顯著，二～三天即癒。

2. 取公丁香 10 粒，搗碎碾成粉末狀，牙疼時將藥末納入牙縫中，可神速止痛。

3. 取 20 克露蜂房，入鍋加少量水煎煮，濾去渣滓取煎液，每天多次用於漱口。

4. 取花椒 15 克，白酒 50 克。將花椒放進白酒中浸泡十～十五天，過濾，用棉花球蘸藥酒塞齲齒孔內。療效顯著。

5. 韭菜 10 克，花椒 20 粒，洗淨後一同搗爛，加適量香油調和，塗病牙側臉頰上。

6. 徐長卿 12 克，水煎兩次，混合後分兩次服，每日一劑。

7. 馬鞭草 30 克，水煎服，每日一劑。

8. 五倍子 15 克，煎濃汁含漱。

9. 赫石、生石膏、生地黃各 30 克、麥門冬 12 克、川牛膝 20 克、知母 9 克，水煎，每日三次，每日一劑。

10. 蔥白 1 根、白礬 15 克，將上藥共搗爛，置於牙痛處，每隔五小時換一次。本方適用於各種原因引起的牙痛。

11. 生薑 6 克、大蒜 6 克、茶葉 12 克、威靈仙 12 克，將藥物搗爛，調拌麻油、蛋清，外敷貼合谷穴、湧泉穴。本方主治虛火上炎、腎陰虛之牙痛。

12. 獨頭蒜 2 ～ 3 顆，將蒜去皮，放火爐上煨熟，趁熱切開熨燙痛處，蒜涼再換，連續多次。本方用治牙齒疼痛，具有滅菌、解毒之功效。

快速止牙痛

1. 取大蒜搗亂，溫熱後敷在疼點上可以治療牙髓炎、牙周病和牙痛等

症狀。

2. 把味精按 1：50 的濃度用溫開水化開後，口含味精溶液一會兒就吐掉。這樣連續幾次，堅持兩天後牙痛即癒。

3. 牙疼時可以切生薑一小片咬在痛處，可以重複使用，睡覺時含在口裡也無妨。這是很安全可靠的一個驗方。

4. 取普通白酒 100 克放入茶缸裡加上食鹽 10 克；攪拌，等鹽溶化之後放在爐子上燒開。含一口在疼痛的地方，注意不要嚥下去，牙痛就立刻止住了。

5. 荔枝 10 顆，在其肉內填入少許食鹽，用火煨乾後研末，擦痛處即可。

6. 取陳醋 120 克、花椒 30 克，熬十分鐘，將藥湯含在口中三～五分鐘吐出（切勿吞下），可止牙痛。

牙痛簡便食療

1. 綠豆 100 克，甘草 15 克，水煮熟，去渣，食豆飲湯，每日兩次，每日一劑。

2. 豬腰子 1 只，食鹽少許，骨碎補 15 克，水煮食肉飲湯，每日一劑。用於腎虧牙浮、牙隱痛，勞累後易發者。

3. 紅糖適量，蕎麥根一把，水煎，分數次服。用於治小兒牙痛。

4. 豬肉適量，水芹鮮根 30 克，水煎，分數次服。

5. 鮮薑 100 克、絲瓜 500 克，將鮮絲瓜洗淨，切段，鮮薑洗淨，切片。加水共煎煮三小時。每日飲湯兩次。本方用於治牙齦腫痛，口乾鼻涸，鼻膜出血（流鼻血），具有清熱解毒、消腫止痛之功效。

6. 鹹鴨蛋 2 顆，蠔豉（乾牡蠣肉）100 克，稻米適量煲粥，連吃二～三天。適宜虛火上炎牙痛者食用。

7. 皮蛋 2 顆，水發腐竹 60 克，鹹瘦豬肉 100 克，稻米（或小米）適量煲粥，連吃二～三天。適宜虛火齲齒疼痛者食用。

8. 蠔豉 100 克，皮蛋 2 顆，鹽漬瘦豬肉 100 克，稻米適量煲粥吃。適宜陰虛牙齒腫痛、咽喉聲嘶者食用。

9. 柳樹根 50 克，豬瘦肉 100 克。二味洗淨加適量水同煲，調味後飲湯吃肉。適宜牙齦腫脹、腮部紅腫的風火牙痛者食用。

10. 綠豆 100 克，雞蛋 1 顆，冰糖適量。綠豆搗碎，用水洗淨，放鍋裡加水適量，煮至綠豆爛熟，把雞蛋打入湯裡，攪勻，稍涼後一次服完，連服二～三天。適宜風熱牙痛、口腔紅腫熱痛的風熱牙痛者食用。

【痛風的自療】

痛風患者一日食譜

早餐：香米粥（香米 50 克），牛奶（鮮牛奶 250 克），饅頭（麵粉 50 克），拌黃瓜（黃瓜 100 克）。

午餐：軟米飯或麵條（稻米或麵粉 100 克），肉片炒蘿蔔（蘿蔔 100 克，木耳 5 克，水煮肉片 75 克），素炒高麗菜（高麗菜 150 克）。

晚餐：紅棗稻米粥（乾紅棗 15 克，稻米 500 克），饅頭或花捲（麵粉 50 克），西葫蘆炒雞蛋（西葫蘆 150 克，雞蛋 50 克），醋溜馬鈴薯絲（馬鈴薯 200 克），全日烹調用油 30 克。

預防痛風的發作要注意

1. 節制飲食，避免進食易引起血尿酸升高的食物，如豬肉、羊肉、牛肉、動物內臟、鯉魚、沙丁魚、鴿肉、貝類、各種肉湯及菠菜、龍鬚菜、豌豆、扁豆等。

2. 應攝取充足的鹼性食品，如白菜、芹菜、花菜、黃瓜、西瓜、茄子、蘿蔔、胡蘿蔔、番茄、馬鈴薯、香蕉、梨、杏、蘋果、桃等。

3. 絕對禁酒，避免過度勞累、緊張、受寒、關節損傷。宜多飲水，每日不少於 2000 毫升。

4. 痛風病人可採用以下食療法：將薏仁、梗米混合，同煮吃。

痛風症食療方

1. 馬鈴薯蘿蔔蜜：馬鈴薯 300 克，胡蘿蔔 300 克，黃瓜 300 克，蘋果 300 克，蜂蜜適量。上料切塊榨汁，加蜂蜜適量飲用，可治痛風。

2. 蘆筍蘿蔔蜜：綠蘆筍 200 克，胡蘿蔔 300 克，檸檬 60 克，芹菜 100 克，蘋果 400 克。上料切塊入榨汁機中，酌加冷開水製成汁，然後用蜂蜜調味飲用。

3. 堅持減肥，維持理想體重；瘦肉煮沸去湯後與雞蛋、牛奶交換食用；限制脂肪攝取，防止過度饑餓；平時養成多飲水的習慣，少用食鹽和醬油。

【痔瘡的自療】

1. 木耳湯：將黑木耳 30 克洗淨，與白糖 60 克加水煮湯。每日服一碗。適用於內外痔、便血及肛門疼痛者。

2. 鱔魚湯：取黃鱔肉 200 克，與蔥、薑、料酒、鹽各適量加水煨湯。適用於內痔出血、氣虛脫肛者。

3. 柿餅湯：取柿餅 2～4 枚，加水煮爛即成。每日兩次。適用於痔瘡出血者。

4. 無花果湯：取無花果 2 枚，水煎或空腹生食。日服兩次，可酌情加倍取食。適用於痔瘡腫痛出血者。

5. 荸薺湯：將鮮荸薺 500 克洗淨，加紅糖 90 克及清水適量。文火煮沸約六十分鐘即成。一次或分次飲，連服三日。亦可日服鮮荸薺 120 克，適用於痔瘡出血者。

6. 苦參蛋花湯：苦參 60 克加水煎汁，與雞蛋 2 顆共煮，吃蛋飲湯，每日一次。適用於痔瘡出血者。

7. 木耳粥：將木耳 100 克煎水取汁後，放入糯米 100 克共煨粥。每日一次，適用於痔瘡下血、煩熱羸瘦者。

8. 蒼耳粥：將蒼耳子 15 克文火炒黃，加水 200 毫升煎汁 100 毫升，去渣，放粳米 150 克，加水 400 毫升煮為薄粥。日服兩次。用治痔瘡。不可久服多服。

9. 熘肥腸：將豬大腸 500 克洗淨，納入香菜 100 克後將兩端紮緊。將腸放入鍋內，加水煮至七分熟時撈出，去香菜，切片。然後按常法炒熟、調味、勾芡即成。適用於痔瘡便血、脾虛者。

10. 槐花牛脾湯：將牛脾 250 克洗淨切小塊，與槐花 15 克共入鍋中，加水煨湯。每日一次，吃脾飲湯。適用於痔瘡疼痛、下血、脾虛者。

11. 黑木耳 30 克，粳米 100 克，紅棗 5 枚，共煮粥，每日兩次，早晚食用。

12. 柿餅 3 個（切碎），粳米 200 克，共煮粥，每日兩次。

13. 藕 50 克，粳米 100 克，砂糖 20 克，共煮粥，每日兩次。

14. 香蕉 1 個，冰糖 50 克，共煮粥，每日早晨食用。

15. 蚌肉 200 克，先用花生油炒，加入生薑末及水煮爛，調味，空腹一次食完。兩天一次，十四天一療程。

【便祕的自療】

1. 五仁粥：芝麻、松子仁、胡桃仁、桃仁、甜杏仁各 10 克，粳米 200 克。將五仁混合碾碎，入粳米共煮稀粥。食用時，加白糖適量，早晚服用。滋養肝腎，潤燥滑腸。適用於中老年氣血虧虛引起的習慣性便祕。

2. 桃花粥：鮮桃花瓣 4 克（乾品 2 克），粳米 100 克。將粳米煮粥，粥熟，放入桃花瓣，稍沸即可。隔日服一次。消腫滿，下惡氣，利宿水，消痰飲積滯。治大便艱難。通便即停，不宜久服。桃花偏涼，適用於腸胃燥熱便祕。

3. 松仁粥：松仁 15 克，粳米 30 克。先煮粳米粥，後將松仁和水研末作膏，入粥內，稍煮沸。空腹食，每日三次。潤腸通便。適用於老年氣血不足或熱病傷津引起的大便祕結。

4. 糯米粥：糯米 100 克，檳榔炮製搗末 15 克，鬱李仁去皮研為膏 15 克，火麻仁 15 克。先以水研火麻仁濾取汁，入糯米煮作粥，

將熟，入檳榔、鬱李仁攪勻。空腹食用，每日兩次。理氣，潤腸，通便。適用於胸膈滿悶、大便祕結。

5. 冰糖燉香蕉：香蕉 2 根，冰糖適量。將香蕉去皮，加冰糖適量，隔水蒸。每日服兩次，連服數日。清熱潤燥，解毒滑腸，補中和胃。適用於虛弱病人的便祕。

6. 胡桃粥：胡桃 10 個，粳米 100 克。將胡桃肉搗碎，粳米洗淨。粳米、胡桃肉放入鍋內，加清水適量，用武火煮沸後，轉用文火煮至米爛成粥即可。每日一次，作早、晚餐食用。大便稀薄者忌食用。

7. 芝麻粥：黑芝麻 6 克，粳米 50 克，蜂蜜少許。燒熱鍋，放入芝麻，用中火炒熟，並有香味時，取出。粳米洗淨，放入鍋內，加清水適量，用武火煮沸後，轉用文火煮，至米八分熟時，放芝麻、蜂蜜，拌勻，繼續煮至米爛成粥。每日兩次，作早、晚餐服用。具有潤腸通便作用。

8. 番薯粥：番薯 50 克，小米 50 克。番薯洗淨去皮，切成 1 寸長、5 分厚的小塊。小米淘淨。小米、番薯放入鍋內，加清水適量，用武火煮沸後，轉用文火煮至米爛成粥。每日兩次，早、晚餐服用。適用於習慣性便祕者食用。

9. 拌菠菜：將菠菜 100 克洗淨，放入沸水中焯約三分鐘，撈出瀝水後切段，酌加芝麻油、食鹽、味精拌勻即成。適用於大便不暢者。

10. 首烏粳米粥：取何首烏 30 克，水煎濃汁，去渣後與粳米 100 克、清水適量共煨粥，調味服食。日服兩次。適用於便祕、失眠者。

11. 馬鈴薯汁飲：取鮮馬鈴薯（馬鈴薯）250 克，洗淨去皮，搗爛絞汁。每日晨起空腹飲服 15 毫升。用治便祕。

12. 炒竹筍：取竹筍 250 克，去皮切片，用植物油 50 毫升按常法
    炒熟。佐餐，可常食。適用於經常便祕。

13. 蘿蔔湯：將蘿蔔 250 克洗淨，去皮切塊，煮湯服。適用於習慣
    性便祕者。

14. 杏仁粥：取杏仁 10 克，煎汁去渣，與糯米 50 克、清水適量共
    煨粥。每日兩次。適用於大便不暢、咳喘日久者。

15. 決明子茶：取決明子 30 克，水煎代茶，頻飲。適用於便祕、
    目糊者。

16. 松仁散：將適量松子仁研末，調入蜂蜜 15 毫升，頓服。用於
    大便不通者。

17. 炒核桃仁：取適量核桃仁，微炒後搗爛，加入少許白糖拌勻即
    成。日服兩次，每次服 20 克，熱開水送下。適用於便祕伴痔瘡
    者。

18. 黑芝麻糊：取黑芝麻 75 克，蒸熟後搗成泥，加入蜂蜜 90 毫升
    調勻，用熱開水沖化即成。一日內兩次分服。適用於慢性便祕
    伴高血壓者。

19. 蜂蜜香油湯：蜂蜜 50 克，香油 25 克，開水約 100 毫升。將
    蜂蜜盛在瓷盅內，用筷子或湯匙不停的攪拌，使其起泡。將開
    水約 100 毫升，晾至溫熱（約 45℃）時，徐徐注入蜂蜜香油的
    混合液內，再攪勻使三種物質成混合液狀態，即時服用。早晨
    空腹飲用。蜂蜜補虛潤腸，與香油同用潤腸之功更佳。加水做
    湯，用於津虧便祕、熱結便祕、習慣性便祕，服之立效。

20. 黑芝麻馬鈴薯汁：馬鈴薯和黑芝麻各適量。先將適量馬鈴薯洗
    淨，搗爛絞取汁漿（量在 1/3 ～ 1/2 杯，150 克以上）；再取

黑芝麻數勺，用馬鈴薯汁沖服。每早空腹服半杯。增強大腸蠕動，主治大便祕結。

【貧血病人的食療】

1. 韭菜炒豬肝：豬肝 100 克，韭菜 50 克，洋蔥 80 克，沙拉油 1 大匙。將豬肝洗淨血液，切成 5 公釐薄片，先下鍋煮至七分熟，然後與新鮮韭菜同炒，加入調味料。可益血補肝、明目，適用於血虛萎黃、貧血、慢性肝炎等。

2. 龍眼枸杞粥：龍眼肉、枸杞、黑米、粳米各 15 克。將龍眼肉、枸杞、黑米分別洗淨，同入鍋，加水適量，大火煮沸後改小火煨煮至米爛湯稠即可。益氣補虛，養肝益血，補血生血，可治療膚色蒼白、食慾不佳。

3. 當歸羊肉湯：當歸 30 克，生薑 50 克，羊肉 150 克。將羊肉、生薑分別洗淨，切片，與當歸同入鍋，加水兩碗，煎煮三十分鐘。加鹽、佐料少許調味。補氣益血，祛寒止痛。適用於產後氣血不足所致發熱、自汗、肢體痠痛等症。外感發熱、咽喉腫痛、牙痛者忌食，不能用銅器烹調，忌與南瓜同食。

4. 紅棗蓮子粥：紅棗具有益氣補脾、養血安神之效；蓮子有補脾胃、止泄瀉、益腎澀精和補養心氣的作用。取紅棗 15 克、蓮子 15 克、糯米 100 克，同煮到濃稠時加紅糖適量即食。5. 豬肝花生粥：肝類食物有豐富的蛋白質、微量元素及維生素；花生所含維生素 B1 居所有食品之首。用花生 20 克、粳米 200 克同煮成粥，取豬肝 50 克切細入粥，再加作料即食。

6. 紅棗粳米粥：粳米含有豐富的維生素 B 群；紅棗含極豐富的維生素 C。取紅棗 15 枚、粳米 100 克煮粥，加適量紅糖食用。

【頭痛食療】

1. 胡桃鱅魚湯：胡桃肉 15 克，首烏 15 克，天麻 6 克，與鱅魚頭共煮湯食。

2. 豆豉黃酒湯：豆豉 15 克加水適量，煎煮十分鐘，再加洗淨的蔥鬚 30 克，繼續煎煮五十分鐘，最後加黃酒 50 毫升即可，趁熱頓服。

3. 天麻豬腦羹：豬腦 1 個，天麻 2 克磨成粉末，加水適量，以小火燉一小時成稠厚羹湯，撈去藥渣，即可食。

4. 薑糖水：取薑 3 片、紅糖 15 克，加水煮沸，趁熱服。每日三次，每次服 500 毫升。適用於外感風寒而致的頭痛患者。

5. 桂圓紅棗湯：取桂圓肉 10 枚、紅棗 7 枚，煎湯。每日睡前服用。用治頭痛、貧血。

6. 絲瓜根煮鴨蛋：將鮮絲瓜根 150 克洗淨，與鴨蛋 2 顆水煎服。用治頭痛、偏頭痛。

7. 白菜根湯：取乾白菜根 50 克、小蔥 3 根，切碎後加水，旺火煮沸後改文火煎煮約二十分鐘即成。每日兩次，溫服，每次服 400 毫升。適用於風寒頭痛患者。

8. 蔥白桂皮粥：取連鬚蔥白 10 根，洗淨切細，加入粳米 50 克煮成薄粥，粥中再放入桂皮 9 克，煮二十分鐘即可。每日兩次溫服。適用於頭痛、惡風、骨關節痠痛者。

【痢疾食療方】

1. 蘿蔔薑汁：蘿蔔汁 60 克、薑汁 15 克，蜜糖 30 克，濃茶 1 杯，和勻蒸熟服，每日兩次。

2. 楊梅：楊梅 10 個，放酒內浸泡，每日兩次。

3. 金針木耳煎：金針 30 克，木耳 15 克，加水煎煮放紅糖、飲服。

4. 大蒜馬齒莧煎：大蒜 10 ～ 15 克搗爛，馬齒莧 30 ～ 60 克煎水
一碗，沖入蒜泥，取汁加糖，一日兩次分服。或大蒜燒存性，
研末，每次服 1.5 ～ 3 克，每日兩～三次。

5. 石耳粉：石耳焙燥研末，每服 3 克，米粥湯調服。

6. 鵝腸菜煎：鵝腸菜（繁縷）60 克，水煎去渣，紅糖調服。

7. 玫瑰花末：玫瑰花去蒂，焙燥研細末，黃酒送服，每服 15 克，
每日兩～三次。

【癲癇的食療】

癲癇是一種發作性神經失常的疾患。中醫稱為「癇症」。其特點為，發
作時突然昏倒，昏迷不省人事，口吐白沫，雙目上翻，四肢抽搐或口中如作
豬羊叫聲，移時甦醒，醒後如常人，反覆發作，本病是慢性難治性疾病，從
食療角度分肝風痰熱和氣血虧虛二型。肝風痰熱可見發作前常覺眩暈、心煩、
口渴咽乾等，發作時突然昏倒，抽搐吐涎或吼鳴尖叫，不久漸甦醒。亦可見
短暫昏迷，或精神恍惚而無抽搐。氣血虧損可見生病日久，神疲乏力，健忘
頭暈，痰多常嘔惡，時發眩暈等。中醫認為，癲癇病由以痰邪作祟最為重要，
對於體壯偏食的患者，飲食宜清淡，多食新鮮蔬菜，水果等。以免發痰熱。
面對體弱或老年虛弱者，則需要補充滋補性食品，如脊骨湯、肉類、腰子、
蛋禽等。辛辣香燥、脂膩肥厚及煎炸食物，對癲癇病人都不宜用。下列食物
都可以應用於癲癇病人的食療，小麥、栗粉、芝麻、紅棗、栗子、黑豆、綠豆、
蜂蜜、山藥、杏仁、白蘿蔔、胡椒、豬心、蓮子、烏賊魚等。

建議使用以下食療方法：

1. 胡椒蘿蔔乾粉：白胡椒籽 250 克，蘿蔔乾 500 克。將蘿蔔乾烘乾，
與胡椒籽一起研成細末，裝瓶備用，每日三次，每次 2 ～ 3 克，
飯後溫開水送服，療程一年以上。有潰瘍病者慎用。

2. 熟地山藥粥：熟地 30 克，山藥 60 克，粳米 100 克。先煎熟地、山藥，取汁與粳米煮稀粥，經常食之。

3. 明礬拌橄欖：橄欖 12 個，明礬 1.5 克。先將橄欖用冷開水洗乾淨，用刀在每個橄欖上割劃 4 ～ 5 條縱紋，將明礬研末，滲入縱紋內，每一～二小時吃兩個，細嚼慢吞，有痰吐痰，無痰將汁嚥下，吐出橄欖渣。

4. 橘杏絲瓜飲：乾橘皮 1 塊，杏仁 10 個，老絲瓜 1 段。適量加水煎，去渣飲用。

5. 桂圓蓮子粥：蓮子 25 克，桂圓 25 克，紅棗 15 枚，糯米 50 克。將蓮子去心，與其他三物合在一起，煮粥食。

6. 江米藕：江米 250 克，陳皮數塊，老藕 1 支。將江米洗淨，用陳皮煮汁，泡江米半日，另用老藕切開同煮。

瘧疾是一種急性傳染病，病原體是瘧原蟲，傳染媒介是蚊子，週期性發作。由於瘧原蟲的不同，或隔一日發作，或隔二日發作，也有的不定期發作。症狀是發冷發熱，熱後大量出汗，頭痛，口渴，全身無力。

【瘧疾病人的食療】

瘧疾病人的食療方有：

1. 馬蘭頭汁：鮮馬蘭頭適量絞汁，在發瘧前兩小時頓服，連服數天；或獨頭蒜 7 個，搗爛加熱酒少許，於發瘧前服，連服兩天。或將大蒜頭烘焦黃，瘧疾發作前兩小時飲酒吃蒜，一次服完。

2. 醋炒蛋：將雞蛋 3 顆去殼，同 200 克米醋放於砂鍋內煮沸，一次溫服。

3. 蒜頭椒葉湯：辣椒葉 100 克、蒜頭 1 個，用水煮湯 500 毫升，飲服。適用於瘧疾冷多熱少者。

4. 白胡椒粉：白胡椒 20 粒搗爛，燒熟後加酒 100 克，飲服。

5. 紅豆鯉魚湯：紅豆 150 克、鯉魚 1 條、紅棗 1 枚、陳皮 1 片、生薑 50 克，用水煮爛，加油鹽調味，每天一劑。適用於間日瘧、三日瘧或瘧疾日久不癒。

6. 羊角湯：羊角 300 克打碎，加水 1000 毫升煎熬成 500 毫升，在瘧疾發作前三小時服用。

7. 烏龜湯：將 1 隻 500 克左右的烏龜，加適量水煮熟，以食鹽調味，吃肉喝湯。每天一次，治癒為度。本方適於三日瘧，或勞動後瘧疾復發者。

9. 生薑茶：生薑適量搗爛，於瘧疾發作前四小時包敷兩膝蓋處，連續數天可截瘧，如皮膚發癢須拿去。

【失眠的食療】

1. 豬心棗仁湯：豬心 1 個，酸棗仁、茯苓各 15 克，遠志 5 克。把豬心切成兩半，洗乾淨，放入淨鍋內，然後把洗乾淨的酸棗仁、茯苓、遠志一起放入，加入適量水置火上，用大火燒開後撇去浮沫，移小火燉至豬心熟透後即成。每日一劑，吃心喝湯。此湯有補血養心、益肝寧神之功用。可治心肝血虛引起的心悸不寧、失眠多夢、記憶力減退等症。

2. 天麻什錦飯：取天麻 5 克，粳米 100 克，雞肉 25 克，竹筍、胡蘿蔔各 50 克，香菇、芋頭各 1 個，醬油、料酒、白糖適量。將天麻浸泡一小時左右，使其柔軟，然後把雞肉切成碎末，竹筍及洗乾淨的胡蘿蔔切成小片；芋頭去皮，同水發香菇洗淨，切成細絲。粳米洗淨入鍋中，放入改刀的大朱料及白糖等調味料，用小火煮成稠飯狀，每日一次，作午飯或晚飯食用。此飯有健

腦強身、鎮靜安眠的功效。可治頭暈眼花、失眠多夢、神志健忘等症。

3. 龍眼冰糖茶：龍眼肉 25 克，冰糖 10 克。把龍眼肉洗淨，同冰糖放入茶杯中，倒入沸水，加蓋悶一會兒，即可飲用。每日一劑，隨沖隨飲，隨飲隨添開水，最後吃龍眼肉。此茶有補益心脾、安神益智之功用。可治思慮過度、精神不濟、失眠多夢、心悸健忘。

4. 遠志棗仁粥：遠志 15 克，炒酸棗仁 10 克，粳米 75 克。粳米淘洗乾淨與適量清水放入鍋中，加入洗淨的遠志、酸棗仁，用大火燒開移小火煮成粥，可作夜餐食用。此粥有寧心安神、健腦益智之功效，可治老年人血虛所致的驚悸、失眠、健忘等症。

5. 柏子仁燉豬心：柏子仁 15 克，豬心 1 個，精鹽、料酒、醬油、蔥片適量。把豬心洗乾淨，切成厚片，同柏子仁放入有適量清水的鍋中，加放料酒、精鹽，在小火上燉至豬心軟爛後，加入醬油、蔥花即成。佐餐食用。此湯菜有養心安神、潤腸通便之功效。可治心血不足所致的心悸不寧、失眠多夢等症。

6. 桂圓芡實粥：桂圓、芡實各 25 克，糯米 100 克，酸棗仁 20 克，蜂蜜 20 克。把糯米、芡實分別洗淨，入適量清水鍋中，加入桂圓，大火燒開，移小火煮二十五分鐘，再加入棗仁，煮二十分鐘，食前調入蜂蜜。分早晚兩次服食。此粥有健腦益智、益腎固精之功用。可治老年人神經衰弱、智力衰退、肝腎虛虧等症。

【感冒的食療】

感冒俗稱傷風。中醫認為主要由風邪所致。常由風寒、風熱引起。

風寒感冒：主要表現為發熱怕冷，惡風，鼻塞，流清涕，咳嗽，痰白色，身痛無汗，苔薄白滑，脈浮緊有力。宜選用散寒袪風解表法進行治療。

食療方：

1· 生薑片 15 克，蔥白（長 3 公分）3 段，加水 500 毫升，煮沸加紅糖 20 克，趁熱一次服下，蓋被取微汗。

2· 連鬚蔥白 30 克，淡豆豉 10 克，生薑 3 片，加水 500 毫升，煎熟後再加黃酒 30 毫升煎煮，服後蓋被取微汗。

3· 生薑 15 克，紫蘇葉 10 克，放入砂鍋，加水 500 毫升煮沸，加入紅糖 20 克，趁熱服，每日兩次。

4· 大蔥白 3 段，薑片 5 片，胡桃 5 個取肉，綠茶葉一小撮，綠豆 30 克，水煎服。每日服兩次。

風熱感冒：主要表現為發熱，怕風，咽乾或痛，咳嗽，痰黏，鼻塞，流濃涕，出汗，苔薄黃舌尖紅，脈浮數。治療宜祛風清熱解表。

食療方：

1· 桑葉、菊花、薄荷、甘草各 10 克，混合後用滾水沖泡，代茶頻飲。

2· 白蘿蔔 250 克切片，加水 3 茶杯，煎成 2 茶杯，加適量白糖，趁熱喝 1 杯，半小時後，溫熱再喝 1 杯。

3· 銀花 30 克，山楂 10 克，蜂蜜 250 克。將銀花、山楂放入鍋內，加水適量，置武火上煮沸，三分鐘後取藥液一次；再加水煎熬一次；將兩次藥液合併，放入蜂蜜，攪拌均勻即成。每日三次或隨時飲用。

4· 銀花 30 克，薄荷 10 克，鮮蘆根 60 克。先將銀花、蘆根加水 500 毫升，煮十五分鐘，後下薄荷煮沸三分鐘，濾出，加白糖，溫服，每日三～四次。

預防感冒食療方：

1. 蔥蒜湯：蔥白 500 克，洗淨，大蒜 250 克，去皮切碎，加入清水 2000 毫升煎湯。日服三次，每服 50 ~ 100 毫升。用於預防流行性感冒。

2. 蔥白蘿蔔湯：每日取蔥白 3 根，蘿蔔 15 克，水煎服。連服三天。用於防治流行性感冒。

【咳嗽的常用食療方】

1. 杏仁粥：將去皮甜杏仁 10 克研成泥狀加入到淘洗乾淨的 50 克粳米中，加入適量水煮沸，再以慢火煮爛即可。此方宜溫熱時服食，日服兩次，可作早晚餐。具有止咳平喘之功效。

2. 梨白蘿蔔方：將白蘿蔔 1 個，梨 1 個，白蜜 1 兩，白胡椒 7 粒，放入碗內，蒸熟即可服食。日服兩次。具有止咳化痰功效。適用於風寒引起的咳嗽。

3. 豬肺蘿蔔湯：豬肺 250 克洗淨後用沸水燙一下，蘿蔔 500 克切塊，杏仁 15 克去皮尖，將三者一起放砂鍋內煮爛，加入食鹽等調味即可。此方宜溫熱時喝湯吃肺，每週食兩~三次，以連服四週為一療程。特別適用於肝火犯肺、痰熱蘊肺型咳嗽。

4. 沙參玉竹粥：將沙參條 20 克、王竹條 15 克泡軟洗淨，加清水煮沸，再加入洗淨的粳米 100 克，粥快熟時，撿出沙參、玉竹條，加入適量冰糖，繼續煮至粥熟。此方宜溫熱服食，每日早晚各一次，連服三~四日為一療程。具有滋陰潤肺、止咳祛痰之功效。適用於肺陰不足型咳嗽。寒性咳嗽、濕痰盛患者忌用。

5. 紅糖紅棗生薑飲：取紅糖 50 克，紅棗 50 克，生薑 15 克混合，加水三碗，煮沸即可。宜趁熱服食，日服三次，服後蓋被靜臥養汗。具有止咳祛痰、生熱散寒之功效。適用於風寒引起的咳嗽。

6. 百合粉粥：百合粉 30 克（鮮百合 60 克，乾後磨成粉）。粳米 100 克淘洗淨後加水煮粥，粥將熟時放入百合粉和適量冰糖，再煮至粥熟。此方源於《本草綱目》，可作早、晚餐服食，日服一～兩次。具有止咳潤肺、安神養心之功效。適用於老年慢性支氣管炎、肺熱乾咳等症。風寒咳嗽及脾胃虛寒患者忌服。

7. 川貝粥：先用淘洗乾淨的粳米 100 克加適量砂糖煮粥，粥快熟時加入川貝母粉 5 ～ 10 克，再煮沸並滾三沸即可。此方宜溫熱服食，日服兩次，可作早晚餐。具有養胃潤肺、化痰止咳功效。適用於肺結核、肺氣腫、支氣管炎引起的咳嗽。脾胃虛寒者忌用。

8. 蜂蜜藕粉飲：先用少許沸水將 30 克藕粉溶開，再用滾水沖，稍靜置，加入 30 克蜂蜜攪拌均勻即可。本品宜溫熱時服用，日服兩劑，常服為佳，適用於肺陰不足型咳嗽。

9. 梨貝汁：雪花梨 2 個，川貝母 5 克，冰糖 15 克，裝入碗中上籠同蒸。食梨飲汁，每日一次。此方適用於咳嗽頻劇、喉燥咽痛、咳痰不爽的熱咳或乾咳少痰、咽喉乾痛、唇鼻乾燥的燥咳。

10. 銀杏銀耳湯：銀杏 20 枚，銀耳 20 克，冰糖 30 克，煎湯 300 毫升，每日分兩次服用。適用於乾咳、痰少黏白、口乾咽燥，或午後潮熱顴紅、手足心熱等肺陰虧耗型咳嗽。

【神經衰弱的食療】

神經衰弱是一種神經活動功能失調的病，多由大腦皮質中樞神經系統興奮與抑制過程失去平衡所致。它常常由於長期的思慮過多或精神負擔過重，腦力勞動者有勞有逸長期處理不當，或病後體弱等原因引起。主要表現為精神疲勞、記憶差、易激動、神經過敏、失眠、頭昏頭痛、憂鬱心疑等症狀。本病屬於中醫學的「失眠」、「心悸」、「虛勞」、「臟躁」。

1. 合歡花茶：合歡花 6 克，白糖適量。合歡花洗淨沸水沖泡，加入白糖即可飲用。

2. 蓮心茶：茶葉 1 克，蓮子心 2 克。開水沖泡飲服。

3. 茉菖茶：青茶 10 克，茉莉花和石菖蒲各 5 克。沸水沖泡，代茶飲，每日一劑。

4. 蔥棗茶：紅棗 20 枚，帶鬚蔥白 2 根。紅棗加水大火燒開，改用小火燉約二十分鐘，加入帶鬚蔥白後繼續燉十分鐘，食棗，飲湯。

5. 芹菜棗仁湯：鮮芹菜 90 克，酸棗仁 9 克。芹菜與酸棗仁同煮為湯。

6. 百合棗仁湯：鮮百合 50 克，生棗仁、熟棗仁各 15 克。鮮百合用清水浸泡一夜，取生棗仁、熟棗仁水煎去渣，用其汁將百合煮熟，連湯服下。

7. 豬肉枸杞山藥湯：瘦豬肉 50 克，淮山藥 30 克，枸杞子 15 克。三者共煮飲湯。

8. 蓮子百合煲瘦肉：鮮百合 30 克，蓮子 10 克，瘦豬肉 250 克。三者同煮煲熟，調味食用。

9. 蓮子棗仁粥：蓮子 30 克，炒酸棗仁 15 克，紅棗 5 枚，粳米 100 克。上述物品同煮成粥。

10. 天麻決明燉豬腦：豬腦 1 個，天麻 10 克，石決明 15 克。加水同煮一小時成稠狀，撈出藥渣，分兩次服。

11. 百合柏子仁：鮮百合 50 克（乾百合 20 克），柏子仁 10 克，蜂蜜 1 匙。先將百合、柏子仁加水 500 毫升，小火煮二十～三十分鐘，離火後加蜂蜜，棄柏子仁渣，服用。

12. 枸杞淮山燉豬腦：豬腦 1 個，淮山藥 30 克，枸杞 10 克。同入
沙鍋，加水燉服。

【糖尿病的食療】

糖尿病是常見的一種內分泌疾病，在其治療的過程中，飲食治療具有相當重要的地位和作用。飲食調理好，可控制糖分的攝取，可增強體內免疫系統的活力，還可減少降血糖藥物的用量。因此，糖尿病人必須重視飲食。下面介紹幾則相關膳食：

1. 槐花粥：乾槐花 30 克或鮮品 50 克，稻米 50 克，煮粥服用。適用糖尿病合併高血壓者。槐花可擴張冠狀動脈，可防治動脈硬化，常服有預防中風作用。

2. 玉米鬚燉龜：玉米鬚 100 克，烏龜 1 隻，蔥、鹽、料酒適量，燉熟食肉飲湯。適用於各型糖尿病患者。

3. 菠菜銀耳湯：鮮菠菜根 150 ～ 200 克，銀耳 20 克，煮熟後飲湯食銀耳。適用於糖尿病大便乾結者。

4. 枸杞子蒸雞：枸杞子 15 克，母雞 1 隻，加料酒、薑、蔥、調味料，共煮熟。食枸杞子和雞。適用於糖尿病腎氣虛弱者。

5. 蘿蔔煲鮑魚：蘿蔔 300 克，乾鮑魚 25 克，水適量共煲熟服食，隔天一次。適用於糖尿病陰虛發熱、口乾、咽燥等症者。

6. 土茯苓豬骨湯：土茯苓 50 克，豬大骨 500 克，加水共煲兩小時，去油調味。可作糖尿病的輔助治療，有利於病情控制。

7. 糯米桑白米花飲：糯米、桑白皮、米花各 30 克，水適量煮至爛後服食，每天一次。適用於糖尿病之煩渴者。

8. 實燉鴨：芡實 100 克，鴨半隻洗淨切塊，放入燉盅中加水適量，隔水燉兩小時，調味食用。適用於糖尿病口燥咽乾者。

9. 鴿肉銀耳湯：白鴿半隻，銀耳 15 克，煮熟食肉飲湯。適用於各型糖尿病。

10. 綠豆粥：粳米 50 克，綠豆 50 克，共煮粥食用。綠豆有降血脂作用，適用於糖尿病有高血壓、冠心病者。

【支氣管哮喘的食療便方】

1. 炒黑芝麻 250 克，用生薑汁 125 克，拌炒；蜂蜜 125 克蒸熟，與冰糖 125 克熔化後混勻，待冷後再與薑汁、炒黑芝麻一起拌勻，放入瓶中封閉備用。每日早、晚各服一湯匙。用於老年性哮喘。

2. 茶葉末 6 克，蕎麥麵 120 克，蜂蜜 60 克，拌勻備用。每次取 20 克，沸水沖泡代茶飲，每日一劑，用於一般哮喘。

3. 去皮酸石榴 8 克，生山藥 45 克，甘蔗汁 30 克，雞子黃 4 個，先加水一大碗煮山藥，然後加入其餘 3 味，火候不宜過大，片刻即成。可治久咳哮喘症。

4. 胡桃仁 2 枚，杏仁一小撮，瓜子仁 60 克，蒜頭梗 10 公分，水煎服，每日一劑。可治哮喘。

5. 豬板油、麥芽糖、蜂蜜各 120 克，共熬成膏備用，每日服三次，每次服一湯匙。連服數日哮喘可緩解，常服使哮喘不發作。

6. 鮮柑樹葉 1500 克，洗淨後加水 1500 毫升煮沸，再加入紅糖 500 克，製成 1000 毫升糖漿備用，每次服 20 毫升，每日服三次。可治哮喘。

7. 每日空腹吃糖醋大蒜 1～2 根，同時喝一些糖醋汁，連服十～十五日。可治哮喘。

8. 鮮山藥 120 克，去皮蒸熟，搗成泥狀，與甘蔗汁 200 克和勻再煮熱服用。一劑分四次服，每日早晚各服一次，兩日服完。可治哮喘。

9. 烤熟去殼的核桃 8 個，壓碎後與適量紅糖拌勻服用，每日一劑。用於哮喘發作期。

10. 杏仁、胡桃仁各 120 克，研末，加蜜調為丸，每丸 3 克，每次服 1 丸，薑湯送下，日服兩次，可治哮喘。

【骨質疏鬆症食療食譜】

1. 木瓜湯：羊肉 100 克，蘋果 5 克，豌豆 300 克，木瓜 1000 克，粳米 500 克，白糖適量，鹽、味精、胡椒粉適量。將羊肉洗淨，切成六分見方的塊。粳米、蘋果、豌豆淘洗乾淨。木瓜取汁待用。羊肉、蘋果、豌豆、粳米、木瓜汁，清水適量放入鍋中，用武火煮沸後，轉用文火燉，至豌豆熟爛，肉熟，放入白糖、鹽、味精、胡椒粉即成。經常食用，補中益氣。

2. 桃酥豆泥：扁豆 150 克，黑芝麻 25 克，核桃仁 5 克，白糖適量。扁豆入沸水煮三十分鐘後去外皮，再將豆仁蒸爛熟，取水搗成泥。炒香芝麻，研末待用。油熱後將扁豆泥翻炒至水分將盡，放入白糖炒勻，再放入芝麻、白糖、核桃仁溶化炒勻即可。

3. 茄蝦餅：茄子 250 克，蝦皮 50 克，麵粉 500 克，雞蛋 2 顆，黃酒、生薑、醬油、麻油、精鹽、白糖、味精各適量。茄子切絲用鹽漬十五分鐘後擠去水分，加入酒浸泡的蝦皮，並加薑絲、醬油、白糖、麻油和味精，拌和成餡。麵粉加蛋液，水調成麵漿。植物油六分熱時舀入一勺麵漿，轉鍋攤成餅，中間放餡，再蓋上半勺麵漿，兩面煎黃。經常食用，活血補鈣，止痛，解毒。

4. 蘿蔔海帶排骨湯：排骨 250 克，白蘿蔔 250 克，水發海帶 50 克，黃酒、薑、精鹽、味精各適量。排骨加水煮沸去掉浮沫，加上薑片，黃酒，小火燉熟。熟後加入蘿蔔絲，再煮五～十分鐘，調味後放入海帶絲、味精，煮沸即起。

5. 排骨豆腐蝦皮湯：豬排骨 250 克，豆腐 400 克，雞蛋 1 顆，洋蔥 50 克，蒜頭 1 瓣，蝦皮 25 克，黃酒、薑、蔥、胡椒粉、精鹽、味精各適量。排骨加水煮沸後去掉浮沫，加上薑和蔥段、黃酒小火煮爛。熟後加豆腐塊，蝦皮煮熟，再加入洋蔥和蒜頭，煮幾分鐘熟後調味，煮沸即可。經常食用，強筋壯骨，潤滑肌膚，滋養五臟，清熱解毒。

6. 紅糖芝麻糊：紅糖 25 克，黑芝麻 25 克，藕粉 100 克。先將黑加哥芝麻炒熟後，冉加藕粉，用沸水沖勻後再放入紅糖攪勻即可食用，每日一次沖飲，適用於中老年缺鈣者。

國家圖書館出版品預行編目（CIP）資料

本草綱目自助餐：李時珍八大藥理筆記 / 許承翰，劉燁 編著 . -- 第一版 .
-- 臺北市：崧燁文化，2020.04
　面；　公分
POD 版

ISBN 978-986-516-328-0(平裝)

1. 本草綱目 2. 中藥材

414.121　　　　　　　　　　　　　　　　　108022333

書　　名：本草綱目自助餐：李時珍八大藥理筆記

作　　者：許承翰，劉燁 編著

發 行 人：黃振庭

出 版 者：崧燁文化事業有限公司

發 行 者：崧燁文化事業有限公司

E-mail：sonbookservice@gmail.com

粉 絲 頁：　　　　　　網 址：

地　　址：台北市中正區重慶南路一段六十一號八樓 815 室

8F.-815, No.61, Sec. 1, Chongqing S. Rd., Zhongzheng

Dist., Taipei City 100, Taiwan (R.O.C.)

電　　話：(02)2370-3310 傳　真：(02) 2388-1990

總 經 銷：紅螞蟻圖書有限公司

地　　址：台北市內湖區舊宗路二段 121 巷 19 號

電　　話:02-2795-3656 傳真 :02-2795-4100　　網址：

印　　刷：京峯彩色印刷有限公司（京峰數位）

　　本書版權為千華駐讀書堂出版社所有授權崧博出版事業有限公司獨家發行電子
　書及繁體書繁體字版。若有其他相關權利及授權需求請與本公司聯繫。

定　　價：350 元

發行日期：2020 年 04 月第一版

◎ 本書以 POD 印製發行